中国传统功法新赋能丛书

易筋经简化养生法

主　审 ◉ 房　敏

副主编 ◉ 周　鑫　张帅攀　吴志伟

主　编 ◉ 朱清广　郭光昕

上海科学技术出版社

图书在版编目（CIP）数据

易筋经简化养生法 / 朱清广，郭光昕主编. －－ 上海：
上海科学技术出版社，2023.11
（中国传统功法新赋能丛书）
ISBN 978-7-5478-6379-4

Ⅰ．①易… Ⅱ．①朱… ②郭… Ⅲ．①易筋经（古代体
育）－养生（中医） Ⅳ．①R212②G852.6

中国国家版本馆CIP数据核字（2023）第202943号

丁氏推拿流派岳阳医院传承创新团队　孙武权
2021LPTD－007

中国传统功法新赋能丛书：

易筋经简化养生法

主编　朱清广　郭光昕

主审　房　敏

上海世纪出版（集团）有限公司
上海科学技术出版社　出版、发行
（上海市闵行区号景路 159 弄 A 座 9F－10F）
邮政编码 201101　www.sstp.cn
上海光扬印务有限公司印刷
开本 710×1000　1/16　印张 5.25
字数：88 千字
2023 年 11 月第 1 版　2023 年 11 月第 1 次印刷
ISBN 978－7－5478－6379－4/R·2870
定价：68.00 元

内容提要

　　易筋经是中国传统锻炼功法，被誉为防治疾病和健康养生的瑰宝。习练易筋经，可增强机体内外协调，促进身心和谐发展，对于常见病的防治也很有裨益。本书以传统的中医推拿十二式易筋经为基础，结合作者团队的临床诊治经验，形成了"易筋经简化养生法"功法套路，图文并茂，同时还配有相关动作视频，方便读者了解掌握并习练。

　　传统功法可以走进现代人的生活，在传承、发扬中华优秀传统文化的同时，也能为人们带来健康和快乐。

总　序

中共中央、国务院于 2016 年 10 月 25 日印发《"健康中国"2030 规划纲要》(以下简称纲要),纲要指出要普及健康生活、优化健康服务等总体战略,充分发挥中医药独特优势。中国传统功法属于中医非药物疗法,经过千百年的传承和实践,一直被视为治疗疾病和强身健体的有效手段,其中蕴含着深厚的中国文化底蕴和智慧,是我国民族传统文化的瑰宝。这些功法包括八段锦、易筋经、少林内功、五禽戏、太极拳等,它强调个体的自我身心调节和自我训练治愈能力,通过调形、调息、调神引导身体内在的能量来平衡和修复身体的功能,从而达到治疗疾病和提高健康水平的目的。"中国传统功法新赋能丛书"重点是强调了主动锻炼,包括了以下特点。

预防为主:预防胜于治疗的理念。通过定期调形、调息、调神的锻炼,人们可以提高身体的免疫力减少患病的风险,防止一些慢性疾病的发生。

身心受益:中国传统功法锻炼不仅可以增强肌肉力量和骨骼健康,还可以改善心血管功能、调节血压、促进新陈代谢、增强心肺功能等。功法锻炼不仅对身体有益,还对心理健康有积极影响。锻炼可以缓解压力和焦虑,改善心情,增加幸福感和满足感。

个性化特点:丛书包括三种功法主动锻炼,读者可以根据个人的身体状况、兴趣爱好和时间安排进行灵活调整,适合各个年龄阶段和健康状况的人群,每个人都可以找到适合自己的锻炼方式,定制个性化的健康计划。

成本低廉:相比医疗和治疗费用,中国传统功法锻炼的成本较低廉,几乎人人都可以参与。它不需要特殊的设备和场地,大部分锻炼方式都可以在家中或户外进行。

降低医疗负担:全民积极进行传统功法锻炼有助于降低医疗负担。随着慢性疾病不断增加,医疗系统面临压力。通过传统功法锻炼,可以减少慢性疾病的发病率,减轻医疗负担。

社会稳定与发展：中国传统功法锻炼和全民健康与社会的稳定和发展密切相关。对于实现全民健康目标具有重要意义，传统功法锻炼不仅是一种简单有效的健康管理方法，有助于预防疾病、提高健康素养、促进心理健康、全面提升健康水平，同时也能为社会的稳定和发展做出积极贡献，健康的公民更有活力和创造力，有助于促进社会的稳定和繁荣。

"中国传统功法新赋能丛书"旨在将中国传统功法与现代科技与文化相结合，不仅向读者介绍了传统功法的历史和传承，还将这些古老的智慧与目前慢性病的防治相融合，通过图文并茂的方式，展示了适合现代人的防治疾病的方法和技巧，使传统功法在当代焕发出新的生机。丛书的每一本都将深入探讨特定功法，并提供简单易懂的指导和实践建议，读者可以根据自身情况选择适合自己的功法进行练习，以达到身心健康和内外兼修的目标。希望"中国传统功法新赋能丛书"能让传统功法走进现代人的生活，为读者带来健康、平衡和快乐。让我们共同探索古老智慧的魅力，传承中华民族的优秀文化，让传统功法在新时代绽放出更加夺目的光芒！

国家"万人计划"教学名师

国家中医药管理局首届"岐黄学者"

国家卫生健康委员会有突出贡献中青年专家

第七批全国老中医药专家学术经验继承指导老师

上海市名中医，上海工匠，上海市科技精英

上海中医药大学附属曙光医院院长

上海市中医药研究院中医推拿研究所所长

2023 年 7 月

前　言

　　现代生活节奏越来越快,人们工作压力大,很多人常常感到身心疲惫,越来越多的人期望找到适合自己的锻炼方式,高效、灵活的筋骨拉伸,并能将锻炼融入快节奏的生活中,从而减少颈、肩、腰、腿痛等,维持身体健康,缓解工作压力,提高工作效率。

　　易筋经属于中国最常见的传统锻炼功法之一,由道、释、医、武的文化交汇而成,源远流长,历经岁月沉淀,内涵深邃,可对"意、气、形、神"的调节起到积极的作用,被誉为防治疾病和健康养生的瑰宝。易筋经养生的要点包括:①内外修炼相结合,即通过特定的精神意念、身体动作和呼吸方法来调和身体的内外力量;②融合内外力量,即通过一系列的动作和姿势,将力量从腰背、脊柱传导至四肢,实现全身力量的统一和融合;③强调意念气功导引,通过意念来调动呼吸和内气的流动,从而控制身体的力量和动作状态,以增强身体的活力和健康;④强调拉伸筋骨的柔韧性,通过锻炼身体、调整呼吸、调和内外力量等方法,可以增强身体的耐力、力量和灵活性。总的来说,易筋经的习练注重内外协调和身心的和谐发展,对于常见病的防治大有裨益。

　　本书以传统的中医推拿十二式易筋经为基础,结合临床常见病的防治,力求做到考证翔实、分析有据,务求书中功法锻炼动作具有安全、简单、有效、方便的特点。本书为读者们提供了一个全面、系统、科学的导引功法锻炼,全书分为三章,第一章带领大家认识易筋经,其中包括了易筋经的起源发展脉络,易筋经的理论基础,阴阳学说、经络学说、气血学说等,以及易筋经的锻炼核心要素;第二章为易筋经分步解析,分步解析了易筋经十二式锻炼的要领;第三章为常见病的防治,也是本书的核心内容,解析了易筋经在常见病日常防治中的简用法。

　　在编写的过程中,承蒙上海中医药大学附属岳阳中西医结合医院、上海市中医药研究院推拿研究所领导的热情关心和大力支持。由于作者才疏学浅，收集的相关资料难免有疏漏之处，差错也在所难免，敬请各位专家和读者不吝赐教。也提醒各位读者，本书功法锻炼主要是为慢性病的防治提供重要参考，一旦出现健康问题应首选就医诊疗。

目　录

第一章　认识易筋经

第二章　易筋经分步解析

第三章　常见病防治 ❧

第一章 —— 认识易筋经

易筋经溯源

易筋经是指在中国传统哲学文化理论的指导下,通过呼吸吐纳和身心锻炼来改善生理功能和身体素质的健身方法。易筋经是由道、释、医、武的文化交汇而成的,源远流长,内涵深邃。"易"的古体字包含"日"和"月",是古代先贤借用日月的阴阳属性及日月交替的规律变化,阐释阴阳变化内涵,即"变化"与"不变"的双重辩证关系,有变换、蜕变之意。"筋"可以维持人体的外形、姿势和运动状态,是古人对机体中有弹性、有力量、有韧性的组织结构的统称,泛指筋骨、筋膜之类。"经"是经典之作,是人类经验和智慧的结晶,有指南、法典之意。

易筋经需要长期练习,可对"意、气、形、神"的调节起到积极的作用,符合人体生理和心理的需求特点,可促进人类的身心健康、群体的和谐共处、人与自然的和谐统一。经考证,较多学者认为易筋经来源于我国传统养生锻炼方法——导引术,于唐宋时期被修改完善,至明代在社会上逐渐流传,随后经清代潘霨整理的"易筋经十二式"在社会上广泛流传。近代传的易筋经多为导引内容,已与原有功法不同,样式多样。流传至现代,已经根据不同人群的需求,得到了相应的继承和发展。

春秋战国时期的最原始雏形

易筋经最原始的动作源于导引术。导引术是春秋战国时期被养生家所推崇的运动形式,由巫舞演变而来。巫舞泛指伴随巫术仪式的活动,尤以舞蹈最为重要。4 000 多年之前的蛮荒时代,华夏文明发源地之一的中原地带,多水多湿、潮湿阴冷,容易使人患上关节疼痛或关节活动不利等疾病。《吕氏春秋·古乐篇》载:"昔陶唐之始,阴多滞伏而湛积,水道壅塞,不行其原,民气郁阏而滞着,筋骨瑟缩不达,故作舞以宣导之。"当时,人们常以部落的形式生存,部落间时常发生战争来争夺资源,在追求技击之法的需求下逐渐形成了功法套路。由于在原始时期,人们对宇宙规律和自然现象不能做出科学解释,可能是从长期的劳动实践、仿生动作或战争厮杀中形成了巫舞,从无意识地锻炼变成了有意识地锻炼,通过"巫舞"这种形式来祛病消灾、搏击强身等。

导引术在汉代得到了兴盛并发展。《汉书·艺文志》载有"黄帝杂子步引""黄帝岐伯按摩"等导引内容。于1973年长沙马王堆汉墓出土的导引帛画《导引图》也印证了导引术的盛行,此画绘制于西汉初年,绘制有44个展示各种医疗和保健导引动作的人像,有站、坐、徒手、持械等不同形象,可推测出《导引图》中的很多姿态应该是现今易筋经的动作雏形。

唐宋时期的修改与完善

导引术在六朝至隋唐时期盛传于河南嵩山一带,到了汉代与北宋时期被嵩山少林寺僧侣修编并完善成最初的易筋经并流传。在宋代,托名"达摩"的说法与记载较多,这可能是文化传承的原因,使得易筋经在千百年来的历史长河中备受关注与推崇。传说中,易筋经是由南天竺国(南印度)人达摩在公元526年到嵩山少林寺面壁9年所创。这种说法如今并没有实证,但可以推论出一个原因,就是少林寺僧侣的禅宗修持形式多为静坐,"久坐伤肉",易导致气血瘀滞,因此以少林武术和导引术为主的锻炼养生方式便成为少林寺僧侣锻炼方法的首选。通过修炼、完善与补充最初的导引术,最终逐渐形成了独特的习武健身方法,并定名为"达摩易筋经"或"少林易筋经"。在宋代,《云笈七签》和《太平御览》等书,以及张君房奉旨编辑的《道藏》,促进了导引术的推广与传播。另外,佛教在唐代盛行,"韦驮"是唐初安于寺院的佛教尊神,因此,《易筋经》中的"韦驮献杵势"的命名也是易筋经受到佛教文化影响的证据。

明清时期的流行

明代出现了"易筋"的说法,在清代出现了易筋经的现存最早著述。到了宋代,"禅定"和"金丹"等在多处著述中出现,而流传至今的少林寺《易筋经》版本却无此用法,间接说明易筋经在宋朝之后受佛家影响较深,才逐渐流行。明代周履靖(1549—1640)的《赤凤髓·食饮调护诀第十二》记载有"五年易髓,六年易筋"。明朝紫凝道人跋《易筋经义》,多处应用"宗门""泥水""禅家""清净"和"金丹"等术语,称传于"缁黄两家",但明显是明代的常见说法。成丰八年潘霨辑录的《内功图说》是流传最早的易筋经十二式版本。易筋经锻炼效果和方法也被武侠小说借鉴和发挥，有着"内壮神勇、外壮神力"的说法，"从骨中生出神力，久久加功，其臂、腕、指、掌，迥异寻常以意努之，硬如铁石，并其指可贯牛腹，侧其掌可断牛头"只是易筋经的"小用之末技"，当"外壮神力"练成之后，"手托城闸，力能举鼎"都是很轻松的事情。

中华人民共和国成立后的继承和发展

在中华人民共和国成立后，人们从不同的视角看待易筋经的理论和应用、继承与创新。从宗教、中医和武术等角度进一步阐释和发展传统易筋经，将易筋经的基本理论、锻炼要领等整理编录，形成了不同特色的著作。目前，易筋经已经成为我国民族体育项目中影响较大的修身健体方法。在2002 年之后，国家体育总局健身气功管理中心编创了健身气功易筋经，这是目前国内影响最大的版本。同时，少林寺易筋经、古本易筋经和中医药大学院校的易筋经也在影响着较多的人群。另外，还有一些各具特色的其他易筋经版本也在流传，只是受众较少而已。

易筋经的理论基础

阴阳学说

易筋经最原始的动作源于导引术，后期的发展和形成过程中受到了阴阳学说的影响。阴阳学说是中国先贤创立的朴素辩证唯物哲学思想，被古代医学家用来解释人体的生理、病理现象。人们对自然界观察后，通过总结事物间的运动变化现象和规律，借以分析人体的生理和病理变化，探讨人体内部的生理活动、组织结构与周围环境的相互关系，强调"天人合一"，逐渐形成阴阳学说为基础的传统医学理论体系，指导医学临床实践。

阴阳学说将自然界的事物和现象表述为对立制约、互根互用的两方面，始终处于变化与运动状态。阴阳是一个事物的内部属性的对立与统一，或相关事物的外部属性的对立与统一，均可以用来划分世间万物。一般，温热的、运动的、明亮的属阳；寒冷的、静止的、晦暗的属阴。同样，对于人体来说,具有推进、温煦、兴奋等作用的物质和功能属阳,具有凝聚、滋润、抑制等作用的归阴。《灵枢·阴阳系日月》载:"阴阳者,有名而无形。"《易传·系辞》曰"一阴一阳之谓道",揭示阴阳乃万物变化规律的高度概括。《素问·阴阳应象大论》"阴阳者,天地之道,万物之纲纪,变化之父母,生杀之本始,神明之府也",包括阴阳的对立、互根、消长和转化等基本内容。

经络学说

易筋经导引术强调"伸筋拔骨""运行气血""疏通经络"。经络学说是在阴阳五行学说的指导下发展而来的,属于中医基础理论的重要内容,包含机体经络系统组成、循行分布、生理功能及病理变化,是指导人们防病、治病的传统理论。经络遍布于全身,内属于脏腑,外络于肢节,贯穿上下,沟通内外,运行气血,营养机体,将机体所有的组织和器官联系成为有机的整体,保持机体功能活动的协调和平衡。《灵枢·经别》:"十二经脉者,人之所以生,病之所以成,人之所以治,病之所以起,学之所以始,工之所止也。粗之所易,上之所难。"《扁鹊心书》:"学医不知经络,开口动手便错。"

易筋经的锻炼,通过明辨经络的变化,把握动作要点,可以起到事半功倍的效果。经是经脉,是经络系统的主干部分,呈纵行分布、位置较深;络是络脉,是经脉系统的分支部分,呈纵横交错、遍布全身。《灵枢·脉度》说:"经脉为里,支而横者为络,络之别者为孙。"目前,对于经络实质还不能从传统的西医解剖形态学上加以证实,但是,现代科学对于经络的感传有了一定的研究,所运用的研究手段包括古代文献、局部解剖学、生理病理学、胚胎发生学、物理学和生物化学等,提出了周围神经相关说、神经体液相关说、经络生物全息论等经络实质假说。经络系统是机体运行气血的通道,但在机体出现生理功能失调时,又是病邪进入机体的途径,局部的变化可以反映病候特点,如在经络循行的组织上出现明显的压痛、结节和条索等,相应部位的皮肤色泽、形态和温度也常伴有相应变化。

气血学说

气血学说始于秦汉,最早载于《黄帝内经》。《黄帝内经》所提出的治疗或预防疾病的要旨,是调整经络的气血、阴阳,曰"疏其血气,令其调达而致和平"。气与血是人体最宝贵的精微物质,是四肢百骸、五脏六腑的能源,是营、卫、津液与情志的物质基础,无时无刻不循行周身、濡养机体。人体之气运行的协调有序称为"气机调畅",是人体生命活动稳定有序的标志。根据运动趋势和作用特点,又可分为阴阳两气,二气的运动和谐、平衡稳定,则机体健康无病。"阴气"与"阳气"是万物的纲纪和根本,也是人体气的来源。

气与血可以推动和调控人体生命活动。在易筋经的锻炼中,通过对自身之气的升降出入进行运动锻炼,加强维持机体生命活动的能力。《素问·阴阳应象大论篇》载"阴阳者,血气之男女也""阳化气,阴成形"。气的运动促进了精的化生,推动了机体的新陈代谢,维持脏腑功能活动,维系人体正常的生命状态。气血之气属于"宗气"范畴,与其他诸气关系密切。宗气又称大气,来源于水谷精微与呼吸之气,是运行血液的根本动力,是人体宗主之气。《灵枢·邪客》:"宗气积于胸中,出于喉咙,以贯心脉,而行呼吸焉。"《素问·平人气象论篇》:"胃之大络,名曰虚里,贯肠络肺,出于左乳下,其动应衣,脉宗气也。"

人体运动学

易筋经可以优化人体的运动模式。人体运动学包含肌运动学、骨与关节运动学、心肺运动学等,是研究人体活动科学的领域。通过位置、速度、加速度等物理量描述和研究人体与器械的位置随时间变化的规律,或在运动过程中所经过的轨迹。人体运动是维持生命活动的主要形式,包括呼吸、体液流动、运动系统运动、消化系统运动等。

习练易筋经可改善因老年骨骼肌减少而导致的平衡障碍者的步行能力,增强屈伸肌力,使跌倒风险降低,改善防跌倒效能,增强信心。易筋经锻炼时长对心脏的形态结构有一定影响,当运动时长为 20 分钟时,可改善左心室的泵血功能,虽然心脏的收缩功能尚未观察到显著变化,但是对心脏的功能有一定的促进作用。易筋经作为中国传统的健身气功,锻炼后,对高血压、冠心病、糖尿病、高脂血症和骨质疏松等常见老年性疾病均具有良好的防治效果,对于不同年龄段的人均有强身健体的作用,同时可以延缓老年人的衰老速度。

易筋经的特点

古代相传的易筋经姿势及锻炼法有十二式,即韦驮献杵(有三势)、摘星换斗、三盘落地、出爪亮翅、倒拽九牛尾、九鬼拔马刀、青龙探爪、卧虎扑食、打躬势、工尾势等,与本书采用的易筋经招式名称相同。

平衡阴阳

易筋经功法是中华民族优秀传统健身项目之一,遵循阴阳理论的指导,以整体观为基础,以健身为根本,调和身心为特色。临床上,医生发现很多颈痛、背痛及腰痛的患者朋友,他们的颈部、背部及腰部的肌群像木板一样紧绷,不仅缺乏柔韧性,而且没有弹性。如果人体的肌肉关节具备良好弹性,就能像减震器一样很好地吸收各种力量,缓冲力的传递,避免各种身体损伤。易筋经运动法的动作要求中,主要通过人体关节和肌肉"刚"和"柔"阴阳的不断变化,不断提高人体关节和肌肉的柔韧性。

在锻炼易筋经的过程中,要配合肌肉阴阳的调节。肌肉向外拉伸紧实为阳,肌肉向内放松收缩为阴;手臂、大腿、脚、脊柱的力量在外面为阳,手臂、大腿、脚、脊柱的力量在里面为阴。进行反复的肌肉伸展和收缩锻炼,有利于恢复肌肉的弹性。长时间的久坐缺乏运动,导致颈部、肩部、背部、腰部的肌肉拉紧,并变得越来越僵硬,导致肌肉功能衰退。随着年龄的增长,将伴随关节软骨及椎间盘退变,导致各种软组织和关节疾病。肌肉是保护关节和内脏的重要屏障,只有具有良好的肌肉弹性,才可以更好地保护关节的正常活动,吸收和缓冲各种力量的冲击,避免损伤。良好的肌肉功能也是避免骨质疏松的重要"法宝",在治疗骨质疏松的过程中,只注意补充钙片和维生素 D 而忽视肌肉功能的锻炼,常常达不到治疗效果,因为只有给骨骼施加了"力",才能够将钙吸收到骨骼上。

内敛精神

易筋经功法的招式组合、锻炼时长在调和阴阳的原则下,可因人、因时、因地合理取舍,调神为其重要因素之一。有研究发现,长期锻炼易筋经可以改变大脑的功能活动,促使大脑相应区域的脑皮质增厚,通过锻炼易筋经可以延缓大脑的萎缩衰老。易筋经讲究"以意领气,意到气到,气到劲到",重视"意念"的重要地位。"意念"是人在思维过程的潜在脑功能的轻度活动,易筋经运动法是用"意念"来引导人体的呼吸和运动,使锻炼者的注意力集中,心无杂念,体会到身体四肢关节的协调运动,锻炼大脑对身体和精神的控制能力,提升对外界环境的敏感性,能够对身体的异常和外界的危险因素做出科学、快速的应对。

虽然"意念"早期的训练是刻意的,是需要不断的提醒自己的,但是在不断地刻意训练之后,"意念"将成为人体大脑对自己身体和外界的自然反应,不需要刻意思考即可引起身体反应。比如我们的手碰到火,手就马上收回,不用我们自己去想"是不是要收回手",这是身体的本能。然而,有的"意"需要通过后天学习,比如孩子偶尔感冒流鼻涕,最初会有意把鼻涕吸进去,久而久之,孩子只要鼻子不舒服就会无意识地开始吸鼻子。此外,体操运动员早期需要练习一些摔倒以后保护自己的动作,虽然开始有意识地练习这些动作不是很协调,但是通过不断的强化训练,一旦遇到危险的摔倒,他们就会无意识地运用这些动作保护自己,这些"意念"就成为他们大脑对自己身体和外界的自然保护反应。易筋经运动法中"意念"锻炼是通过大脑、身体动作和呼吸的协调运动锻炼,笔者不赞同初学者没有身体动作的配合,仅仅只是单一的"意念"锻炼,更反对任何无科学依据的大脑训练。

调整呼吸

易筋经锻炼常以一定的姿势,借呼吸锻炼来诱导和加强筋脉和脏腑的生理功能。以舒适自然的呼吸为宜,不能屏气,常常配合静止性用力来达到锻炼效果。《易筋经外经图说》载:"凡行外壮功夫,须于静处面向东立,静虑凝神,通身不必用力,只需使其气贯两手,若一用力则不能贯两手矣。每行一式,默数四十九字,接行下式,毋相间断。行第一式自觉心思法则俱熟,方行第二式。速者半月,迟者一月,各式俱熟,其力自能贯上头顶。"认为这是增长力气、运行筋脉的重要方法,即"此练力练气,运行易筋脉之法也"。

易筋经以呼吸自然为主,结合精神内敛使身心放松。通过人体胸廓的充分开合呼吸运动,锻炼呼吸肌群,调整呼吸肌肌力、耐力和伸缩性,能辅助冠心病患者改善心肺功能和生活质量,增强运动能力,调节不良情绪等,诸如峰值氧脉搏(POP)、二氧化碳通气当量斜率(VE/VCO_2)、最大通气量(MVV)、总体健康(GH)、精神健康(MH)等呼吸功能和精神状态均能改善,提高人们的生活幸福指数。

易筋经运动法的呼吸方式重视丹田呼吸,即主要是小腹式呼吸。丹田呼吸原是道教术语,有上、中、下三丹田。上丹田在督脉印堂之处(两眉中间);中丹田在胸中膻中穴处(两乳头连线中点);下丹田在任脉关元穴,脐下三寸之处,为藏精之所。中国传统功法中提及的丹田呼吸主要指下丹田呼吸,可分为顺腹式呼吸和逆腹式呼吸。顺腹式呼吸强调在吸气时把腹部鼓起,呼气时把腹部缩回;逆腹式呼吸是反过来锻炼,即吸气时将腹部收缩,呼气时再把腹部鼓起。常说的"气沉丹田"是通过吸气或者呼气的时候小腹和肾区有规律地运动,产生纳气运动的感觉。

现代医学认为丹田呼吸可增强胸腔和腹腔之间膈肌屏障的上下运动幅度,提升腹部深层肌群和腰椎旁肌群的协同运动,达到对肺脏、心脏、肝脏、肾脏、脾胃及肠道等器官的间接按摩作用,促进血液循环,调节内脏功能,彰显传统气功养生延年益寿的特色。但是,丹田呼吸不是简单的腹式呼吸,它需要肚脐内收,并以肚脐下小腹的呼吸运动为主,而不是为了追求丹田呼吸运动的感觉,仅通过胃的运动带动腹部运动,这是错误的,很可能会造成胃部疼痛以及胃下坠感。对于初学者,为避免胃下垂运动的腹式丹田呼吸,建议在床上仰卧或者侧卧练习,仔细感受肚脐下方的呼吸运动。

变易筋骨

易筋经锻炼可以使身体在不僵硬的状态下尽量"拔骨伸筋",疏通经络、强筋健骨,对机体多个系统均有良性调节作用。可使身体在较大范围内得以牵拉和舒展,通过反复开合、展收、旋转等运动形式锻炼关节、肌肉、肌腱、韧带等组织结构,增强神经肌肉的调控能力。易筋经功法对人体不同组织和器官的调节作用着眼于通过屈曲、舒展、内外旋等多维度的锻炼形式来达到。

俗话说"人老脚先老"。对于大多数老年人,需要面对脚部筋骨衰老的问题,其中跌倒是常见的风险,常导致骨折、软组织损伤及心理创伤等严重后果。并且,长时间的卧床休息又会引起系列的呼吸系统和心脑血管系统疾病。因此,跌倒是国内外科学家研究的热点。科学研究发现,长期练习易筋经可增加下肢肌肉的力量和协调性,增加脚的稳定性,增强脚踝周围神经的敏感性,减少跌倒风险。易筋经防止跌倒的关键点是注重脚的锻炼,使脚产生弹性"根"。可以想象一下树"根"的重要性,特别是在遇到风吹雨打的时候,"根"的深度、稳定性和弹性就显得尤为重要。但是,随着生活节奏的加快,交通工具使交通更加便利,代步工具使人们的脚无处锻炼,甚至走路的过程都很短暂。

易筋经运动法强调脚首先发力,脚的用力方向可以决定身体的运动方向。脚的力量不断变化,即时而紧张、时而放松。开始练习时,要注意脚的整体运动,然后注意脚跟、脚心以及脚趾的协调运动。易筋经强调"力起于足跟",脚跟为根基,上接踝关节,承载身体的重量,控制着人体的运动灵活能力。脚心是脚之中空、中心,也是足弓的部位。足弓使足富有弹性,通过吸收地面对脚的冲击力量,锁定脚跟和脚趾关节,使脚既变得坚硬,又能更好地推动人体活动,所以很多短跑或者长跑的运动员不是扁平足。脚的中心位置是涌泉穴,意指体内肾经的经水从此向外涌出体表,是肾经经脉的第一穴,联通着肾经的体内体表经脉,为人体养生的重要穴位。脚趾是脚的缩影,以趾窥全脚,则趾强脚强,趾僵脚僵,趾活脚活。因此,脚趾的锻炼不应被忽略,使脚扎成弹性根,这是脚的整体工程,不是一朝一夕就可以完成的。

易筋经运动法强调正常的膝关节受力运动。只有膝关节内部受力均匀,并且在良好的润滑条件下,才能正常使用几十年而不发生磨损。但是,由于膝关节内外各种因素,常导致膝关节内部受力分布不均,那么高应力点或高应力区的软骨就可能引发裂纹、剥脱、溃疡及软骨的重建,发生骨性关节炎的一系列病变。在易筋经运动法锻炼过程中,强调动作力量的源泉来源于脚,即脚是首先发力,而膝关节则为被动运动,同时关节的运动方向由脚的运动方向决定,而不是膝关节前屈带动脚的运动。此外,不能把力量集中在膝关节,要不断放松来减少膝关节的压力和扭转力量。在练习过程中,要求肌肉和关节不能太用力,也不能不用力,这样才能使下肢膝关节保持适当的压力。在步法虚实转换时,要以一侧肌肉关节收缩为主,另一侧的肌肉关节适当放松,仅保持一定张力即可。在各种运动中,易筋经对膝关节的压力相对较小。在易筋经的基本动作研究中发现,它的步法对膝关节最高的反作用力大概是体重的 1.2 倍,这与步行和慢跑时最大的反作用力为体重的 3 倍以上相比,就小多了。易筋经锻炼不仅可以改善老年人肌肉力量、下肢关节活动度、姿势稳定和平衡,而且可以改善下肢关节深部的肌群和神经控制灵敏性,在关节遇到潜在的力伤害时,可提供一种机体反射性的保护。

另外,在人体锻炼过程中,脊柱就是中流砥柱,支撑着生命的大梁,具有负重、减震、传递信息、保护和运动等功能。久坐、缺乏锻炼就会导致颈椎、背部及腰椎周围的肌肉损伤,加快脊柱关节退变,导致神经肌肉信息传导障碍和机体肌肉关节及内脏器官的病变。人类从爬行到直立进化过程中,一个大问题就是脊柱承担的压力明显增加,导致颈部、后背和腰部疾病明显增多,通过易筋经锻炼来主动达到脊柱牵引,是有效防治脊柱病的方法之一。脊柱的牵引可分为身体被动牵引和身体主动牵引。身体主动牵引不仅可减少脊柱关节和椎间盘的负荷,又可锻炼脊柱关节深层的小肌肉群。脊柱深层的肌肉群有丰富的神经和感受器,可控制脊柱的精细运动,然而平常的很多运动方式却很难锻炼到脊柱深层的肌肉群。易筋经运动法中每个动作都需要伴随脊柱的自我主动牵引,强调头略向上拎起,下颚微收,不断向上牵拉脊柱。由于骨盆负担着上体的重量,也是整体动作定向的舵手,维持身体平衡的关键所在,因此,易筋经锻炼要求骨盆向下前方牵拉脊柱,而不是僵硬蛮力的牵拉,要通过动作配合意识进行有弹性的牵拉。通过头向上牵伸,同时骨盆向下牵伸,促使脊柱反复地伸展,从而增加颈、背和腰的弹性。

第二章

易筋经分步解析

易筋经运动法套路锻炼中需要时刻牢记要点。强调意念训练、丹田呼吸,同时脚要扎成弹性根,注重脊柱牵引和阴阳调节,要正确护膝盖,同时要保持舌抵上腭,使任督二脉自然连通,增加唾液分泌来促进胃肠消化功能。

预 备 式

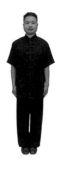

动作描述

两脚并拢,身体正直,头如顶物,两目平视,口微闭,调呼吸,含胸拔背,心平气静。收腹敛臀,髋膝微松,松肩,蓄腹,全身自然放松。两臂自然下垂于身体两侧,五指并拢、微屈,中指贴近裤缝,协同易筋丹田呼吸法。

第一式 韦驮献杵第一势

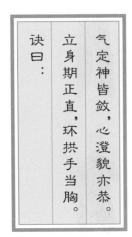

诀曰:

立身期正直,环拱手当胸。

气定神皆敛,心澄貌亦恭。

动作描述

两臂曲肘,徐徐平举至胸前成抱球势,屈腕、立掌,指尖斜向上,掌心相对(约 15 厘米距离)。

① 预备式。

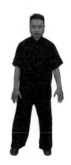

② 左脚向左平跨步,两脚间距离与肩等宽,髋膝放松,足掌踏实。

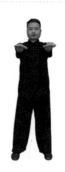

③ 两手臂内旋,两上肢徐徐提起至肩高时,屈肘伸腕,十指自然分开,两掌心内凹,于胸前成抱球势,凝神调息。

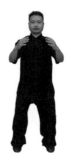

④ 接着两手臂内旋,两上肢徐徐提起至肩高时,屈肘伸腕,十指自然分开,两掌心内凹,于胸前成抱球势,凝神调息。此动作可以反复练习。

5 两肩放松,两上肢自然落下,左脚收回,恢复预备式。

扫码看视频
学功法养生

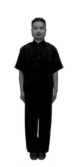

习练要领

1 练习时,要自然呼吸,保持精神集中。

2 当上肢抬起形成抱球姿势时,髋膝关节要自然放松,两手掌相距约15厘米,肘关节形成的夹角约120度。

养生要素

韦驮献杵第一势可以着重锻炼肩部、上臂部、手腕部、掌指部的经筋,增强相应关节和肌肉的灵活性、耐力,提高人体肩关节、肘关节、腕关节的屈曲和旋转功能。

可用于肩关节周围炎、慢性呼吸系统疾病、老年肌肉减少症、高血压等病症的预防、治疗和康复。

第二式　韦驮献杵第二势

诀曰:

心平气静,目瞪口呆。

足趾挂地,两手平开。

韦驮献杵第二势又称横担降魔杵。

动作描述

两足分开,与肩同宽,足掌踏实,两膝微松;两手自胸前徐徐外展,至两侧平举;立掌,掌心向外;两目前视;吸气时胸部扩张,臂向后挺;呼气时,指尖内翘,掌向外撑。反复进行8～20次。

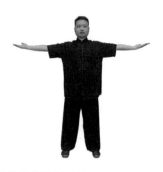

① 随吸气两上肢逐渐外展,两掌徐徐各向左右平分至肩、肘、腕、掌相平,掌心向上,使双上肢呈一字平开。

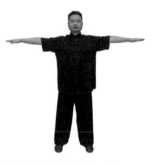

② 反掌,使掌心向下,四指并拢,指间关节伸直。

③ 呼气,双肩、双肘略微放松,髋膝微曲,微微下落,但是双上肢仍旧基本保持一字平开。

④ 随着吸气,髋膝伸直,使双上肢呈一字平开,四指并拢,指间关节伸直。

⑤ 随呼气肩髋膝放松,凝神调息。

⑥ 两掌从身体两侧慢慢落下。

⑦ 左脚收回,恢复预备式。

扫码看视频
学功法养生

易筋经
简化养生法

018

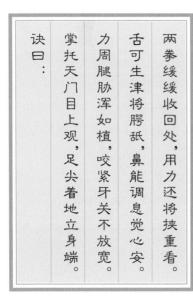

习练要领

1　练习时,要保持呼吸自然,精神集中。

2　练习时间可为3～10分钟。

养生要素

韦驮献杵第二势(横担降魔杵)是锻炼两手臂旋转劲和耐力的重要姿势,可着重锻炼颈项部、胸部、肩部、腕部和掌指部的经筋,提高手掌的推力和控制力。

可用于肩关节周围炎、颈椎病、呼吸系统慢性病、老年肌肉减少症等病症的预防、治疗和康复。

第三式　韦驮献杵第三势

诀曰:

掌托天门目上观,足尖着地立身端。

力周腿胁浑如植,咬紧牙关不放宽。

舌可生津将腭舐,鼻能调息觉心安。

两拳缓缓收回处,用力还将挟重看。

动作描述

两脚开立,足尖着地,足跟提起;双手上举高过头顶,掌心向上,两中指尽量相对;沉肩、曲肘、仰头,目观掌背。舌舐上腭,鼻息调匀。吸气时,两手用暗劲尽力上托,两腿同时用力下蹬;呼气时,全身放松,两掌向前下翻。

收势时,两掌变拳,拳背向前,上肢用力将两拳缓缓收至腰部,拳心向上,脚跟着地。

1 左脚向左平跨步,两脚尖距离与肩等宽;髋膝放松,足掌踏实。

2 旋臂、翻掌、伸腕,掌心朝天,手指自然伸直,虎口自然分开。

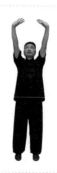

3 两掌上托,高过头顶,肘微曲,仰头,目观掌背。随势足跟提起,以足前掌着地以支撑身体,同时凝神调息。

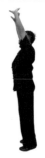

4 两掌变拳,旋动前臂,缓缓将两拳自上往下收至腰部,拳心向上。

5 在收拳的同时,足跟随势缓缓下落,两拳至腰时,两足跟恰好落至地。

6 两肩放松,两拳放松变掌,自然落下,左脚收回,恢复预备式。

扫码看视频
学功法养生

① 足跟缓缓提起,与手掌上抬协调,足跟尽量离地,上身微前倾,不可挺腹。

② 握拳回收与足跟下落同时进行。

养生要素

　　韦驮献杵第三势着重锻炼小腿部、脚趾部、肩部、腕部的经筋,可以提高身体的平衡能力,增强小腿肌群的耐力和上肢肌群的推力。

　　可作为肩关节周围炎、颈椎病、呼吸系统慢性病、老年肌肉减少症等病症的传统体疗方法。

第四式　摘星换斗势

虚部之势。意指摘取和替换天上星斗的动作。

动作描述

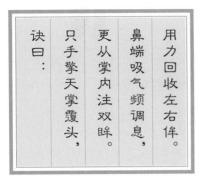

诀曰:

只手擎天掌覆头,

更从掌内注双眸。

鼻端吸气频调息,

用力回收左右侔。

　　左脚稍向左前方移步,与右脚形成斜八字,随势向左微侧转;屈膝,提左脚跟,身向下沉,左虚步。左手由裆前抬起,上肢逐渐高举伸直,掌心向下,头微左斜,双目仰视左手心;右臂曲肘,自然置于背后。吸气时,头往上顶,双肩后挺;呼气时,全身放松。

　　可以左右两侧交换姿势锻炼。

分步练习

① 左脚稍向左前方跨一步,与右脚成斜丁字步形。左脚跟与右脚的掌弓距离约为本人的一拳宽。

2 屈髋屈膝,左脚跟抬起,右腿坐实,呈左虚步。

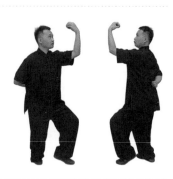

3 左手五指合拢呈勾手,置于裆前;右手握空拳,拳面贴于腰后的命门穴。

4 左勾手逐渐提起,置于头之左前上方,前臂自然垂直,勾手向前。

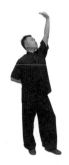

5 外旋左前臂,两目注视左勾手掌心,凝神调息。

6 左勾手变掌,松肩屈肘俯掌,从身前缓缓下按。

7 放松,恢复至预备式。

8 右侧动作练习方法同左侧。

扫码看视频
学功法养生

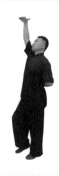

习练要领

① 练习时,舌抵上腭,口微闭,呼吸调匀,使气下沉丹田。

② 前脚脚尖着地,脚跟自然提起;重心以 3：7 比例分配在前后,做到前虚后实。

③ 上举前臂至垂直地面,眼光关注手掌心。

养生要素

摘星换斗势着重锻炼肩部、腕部、掌指部、大腿部、小腿部、脚趾部的经筋,提高下肢的支撑力、耐力。

可作为老年性膝关节炎、肩关节周围炎、肱骨外上髁炎、腕管综合征、老年肌肉减少症等病症的传统体疗方法。

第五式　倒拽九牛尾势

诀曰：
两腿后伸前屈,
小腹运气放松。
用力在于两膀,
观原须注双瞳。

动作描述

这是由马步转换为弓步的锻炼方法。左右两侧可以交替进行练习。

分步练习

① 左腿向左平跨大步,两足尖内扣,屈膝屈髋,下蹲成马步势;两手握拳由身体两侧,画弧形向裆前,拳背相对,拳面近地,随势上身略前俯,松肩,直肘,昂头,目前视。

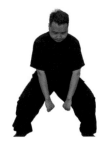

② 两拳上提至胸前,由拳化掌成抱球势。

③ 两臂逐渐外展,至身体两侧呈一字形,两掌背伸,五指自然分开。

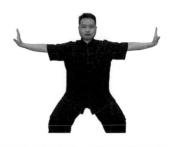

④ 身体向左转侧成左弓箭势,左上肢外旋屈肘约成半圆状于胸前,拳心对面,左腕平,双目观拳,拳高与肩平,左膝不过左脚尖。

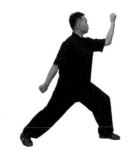

⑤ 右上肢内旋后伸,右肘关节自然伸直,拳背离臀,后伸达30°,右腕平。

⑥ 放松,转身换成右侧。右侧动作练习方法同左侧。

扫码看视频
学功法养生

习练要领

① 马步屈膝屈髋须在45°以下,气沉丹田,两拳下伸,意念集中。

② 弓箭步前跪腿大腿与地面夹角小于45°,后腿膝关节伸直,两脚踏实,脚底勿离地。

易筋经 简化养生法

3 两臂内外旋转自然,两拳自然握紧。

倒拽九牛尾势是易筋经中的马步和弓步交换锻炼之势,着重锻炼掌指部、髋部、大腿部的经筋,可增强四肢关节的灵活性和肌肉力量。

可作为慢性腰肌劳损、老年性膝关节炎、老年肌肉减少症、肩周炎等病症的传统体疗方法。

第六式 出爪亮翅势

诀曰:

挺身兼怒目,

推手向当前。

用力收回处,

功须七次全。

动作描述

两脚开立,两臂前平举,立掌,掌心向前,十指用力分开,虎口相对,两眼怒目,平视前方,随势脚跟提起,以两脚尖支持体重。

分步练习

① 两手仰掌放于腰部两侧,掌心朝天,四指伸直分开。

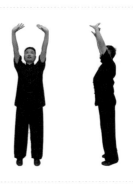

② 十指用力分开,两手掌沿胸前徐徐上提过头,旋臂翻掌,掌心朝天,仰头目观天门。

③ 随势足跟提起离地，以两足尖支持体重，肘部微曲，微微直腰，双膝不能屈曲。

④ 两掌缓缓分向左右而下，达肩平，上肢成一字平举（掌心向下），手指分开，掌心向下。

⑤ 随势足跟落地。前臂外旋，十指用力分开，掌心朝天。

⑥ 两掌化拳，用力握拳，徐徐屈肘收回置于腰间。

⑦ 两拳化为仰掌，前臂内旋，化仰掌为俯掌，掌心向下，置于腰部两侧。

⑧ 足跟提起离地，两手十指用力撑开，由胸前徐徐向前推至肘直；随势两掌背屈，使掌心朝前。

⑨ 十指用力分开，屈腕至腕平，屈肘回收至腰部，掌心向下俯掌护腰，足跟随势而落下。恢复至预备式。

扫码看视频
学功法养生

易筋经 简化养生法

习练要领

① 松肩直腰，不可屈膝挺腹，双手与肩等高等宽。

② 足跟起落需与上肢动作同步进行，足跟尽量上提。

③ 手臂前推速度缓慢，十指尽量分开，不可松劲。

出爪亮翅势是易筋经中锻炼指力和臂力的动作,着重锻炼手掌、前臂、脚趾、小腿的经筋,可提高上肢肌肉的推力、下肢的支撑和平衡能力等。

可作为肱骨外上髁炎、颈椎病、指腱鞘炎、老年肌肉减少症等病症的传统体疗方法。

第七式 九鬼拔马刀势

诀曰:	侧首弯肱,抱顶及颈。	自头收回,弗嫌力猛。	左右相轮,身直气静。

动作描述

脚尖相衔,足跟分离成八字形;两臂向前成叉掌立于胸前。左手屈肘经下往后,成勾手置于身后,指尖向上;右手由肩上屈肘后伸,拉住左手指,使右手成抱颈状。足趾抓地,身体前倾,如拔刀一样。吸气时,双手用力拉紧,呼气时放松。左右交换。

分步练习

① 足尖相衔,足跟分离成八字形,膝直足平,同时两臂向前成交叉掌至于胸前(左前右后),腕部相靠,掌背相对。

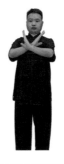

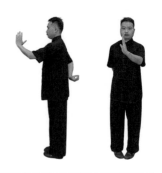

2 运动两臂,左臂向上经右往胸前,肘略屈,掌心微向内凹,虎口朝上,掌根着实,蓄劲于指。右臂经上往后成勾手,置于身后。

3 右臂上举过头,由头部右侧屈肘俯掌下按,使手掌心贴于背部中央,同时身稍前倾,头略俯,左上肢松肩屈肘,拘手化掌使左掌心贴于背,两中指相接。

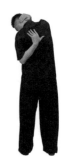

4 右掌上移抱颈。呼气,右肘内收,手掌下按颈项,颈背左转,低头眼视左脚跟,手项争力吸气,右肘外展开胸,抬头眼视右上方,手项争力。

5 两上肢伸直平肩,放松落下,身体复原。右侧动作练习方法同左侧。

扫码看视频
学功法养生

习练要领

1 手项相争,同时用力,动作协调,可反复练习数次。

2 屈颈仰项,开阖胸胁,呼吸自然。

九鬼拔马刀势是着重锻炼肩、颈、背等经筋的动作。可提高摇法、啄法等推拿手法技能。

可作为项背筋膜炎、颈椎病、肩关节周围炎等病症的传统体疗方法。

第八式 三盘落地势

动作描述

左脚向左横跨一步，屈膝下蹲成马步。上体挺直，两手叉腰，再屈肘翻掌向上，小臂平举如托重物状；稍停片刻，两手翻掌向下，小臂伸直放松，如放下重物状。动作随呼吸进行，吸气时，如托物状；呼气时，如放物状，反复 5 ～ 10 次。收功时，两脚徐徐伸直，左脚收回，两足并拢，成直立状。

诀曰：

上腭坚撑舌，张眸意注牙。

足开蹲似踞，手按猛如拿。

两掌翻齐起，千斤重有加。

瞪目兼闭口，起立足无斜。

分步练习

1　左脚向左平跨步，两脚之距约为本人 3 倍脚长，两手叉腰，挺胸直腰，头端平，目前视，足尖内扣，屈膝下蹲成马裆势。

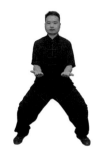

② 两手由后向前抄抱，十指相互交叉而握，掌背向前虎口朝上，肘微曲，肩松，两上肢似圆盘放于上胸。

③ 旋腕转掌，两掌心朝前，运动上肢，使两掌向左右（划弧线）而下，至下腹部成仰掌沿腹胸之前徐徐运劲上托。

④ 内旋前臂，翻掌下按，掌心朝下，虎口朝内，沿胸腹之前，运劲下按，成俯掌置于膝盖上部，两肩放松，肘微屈曲，两臂略向内旋，中指相对，前胸微挺，头如顶物，双目前视。

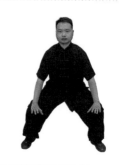

⑤ 吸气，重心稍上移，两上肢外展，前臂外旋，分掌按于两膝旁；呼气，屈膝屈髋下蹲，两掌下按。伸膝伸髋，两脚并拢，上肢放松，身体复原。

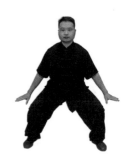

扫码看视频
学功法养生

易筋经 简化养生法

习练要领

① 沉肩、松肘，上肢运动要缓慢、柔和，变换动作要自然。

② 下按两掌，意念集中，凝神调息，气沉丹田。

③ 手臂前推，高不过眉，两掌距离不大于肩之宽，掌心摊平，拇指与四指分开。

　　三盘落地势是锻炼上盘、中盘、下盘之势,着重锻炼胸部、大腿部、髋部、膝部、腕部、掌部的经筋。可提高掌按法、指按法、掌摩法、抄法等手法技能。

　　可作为老年性膝关节炎、老年肌肉减少症的传统体疗方法。

第九式　青龙探爪势

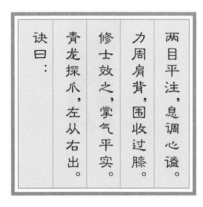

诀曰:

青龙探爪,左从右出。

修士效之,掌气平实。

力周肩背,围收过膝。

两目平注,息调心谧。

动作描述

　　两脚开立,两手成仰拳护腰。右手向左前方伸探,五指捏成勾手,上体左转。腰部自左至右转动,右手亦随之自左至右水平画圈,手划至前上方时,上体前倾,同时呼气;划至身体左侧时,上体伸直,同时吸气。左右交换,动作相反。连续5~10次。

分步练习

　　① 左脚向左平跨步,两脚间距与肩等宽,两手仰掌护腰,立身正直,头端平,目向前视。

　　② 左手仰掌,向右前上方伸探掌高过顶,随势身略向右转,面向右前方,右掌仍作仰掌护腰势目视手掌心,两足踏实勿移动。

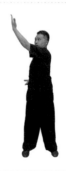

第二章　易筋经分步解析

031

3 左手拇指向掌心屈曲,双目视大拇指。

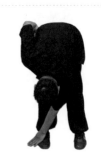

4 左臂内旋,掌心向下,从右侧俯身弯腰至右脚外侧,身体向左侧转正,随势推掌至地,膝直,双目注视手背。

5 吸气,腰慢慢直起,手掌随势上抬;呼气,腰慢慢弯下,手掌随势按地。

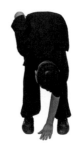

扫码看视频
学功法养生

6 重复上述动作。

7 腰向左侧转,至左脚外侧,吸气,握拳直腰,收拳到腰部身体转正复原。双目斜视大拇指。

习练要领

1 两脚平行,间距与肩等宽。

2 转身约45度,足跟踏平,不可离地。

3 弯腰下按,掌跟着地,膝要挺直,抬头前视。

4 动作与呼吸协调一致。

易筋经
简化养生法

青龙探爪势着重锻炼胁肋、腰背、大腿经筋。

可作为慢性腰肌劳损、项背筋膜炎、颈椎病等病症的传统导引方法。

第十式　饿虎扑食势

在少林内功弓箭势的基础上,两臂旋转,运劲,配合腰部运动锻炼的姿势。

动作描述

① 预备式:取弓箭裆势或指定裆势。两手屈肘,仰掌于两胁,拇指向前,四指并拢,虎口分开。

② 出声发力,蓄劲于掌指。指掌前推,边伸腕边前臂内旋,腰随势前俯,前腿待势似饿虎,腿使劲勿放松,至肘直腰平。两目有神,意念集中,呼吸自然。

③ 出声发力,蓄劲于掌指。握拳屈肘内收,腰随势上抬,拳到腰间变立掌护腰。两手后撑,恢复原裆势。

分步练习

① 取弓箭裆势或指定裆势。

② 两手屈肘,仰掌于两胁,拇指向前,四指并拢,虎口分开。

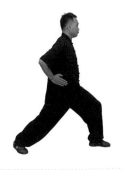

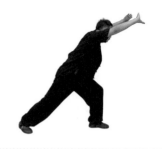

3 出声发力,蓄劲于掌指。指掌前推,边伸腕边前臂内旋,腰随势前俯,前腿待势似饿虎,腿使劲勿放松,至肘直腰平。两目有神,意念集中,呼吸自然。

---

4 出声发力,蓄劲于掌指。握拳屈肘内收,腰随势上抬,拳到腰间变立掌护腰。两手后撑,恢复原裆势。

---

5 身体转向另一侧,取弓箭裆势或指定裆势。其余动作与前面动作要领相同,重复练习相应动作后,恢复至原裆势。

扫码看视频
学功法养生

习练要领

1 直掌旋推,腰向前俯,劲注拳心,两拳紧握,屈肘紧收。
2 前推内旋与上身前倾配合协调。

养生要素

可增强腰腿内功,提高手法内劲。

第十一式　打躬势

打躬势又称打躬击鼓势。"打"代表有一定的上肢击打动作,"躬"是指弯腰屈身。

两脚并拢,身体正直,含胸拔背,收腹敛臀,髋膝微松。两臂自然下垂于身体两侧,五指并拢、微屈,中指贴近裤缝。

要求:心平气静,头如顶物,两目平视,口微张开,舌抵上颚,下颌微收。

分步练习

1 左腿向左平跨步,两足之间略三脚长,足尖内扣,两手仰掌徐徐分向左右而上,成平举势,头如顶物,目前视。

2 屈肘,两掌心掩耳,十指抱头,鸣天鼓 21 次。(天鼓:位于脑后部,一般是指玉枕穴,即后发际正中直上 2.5 寸,旁开 1.3 寸,平枕外隆凸上缘的凹陷处。)

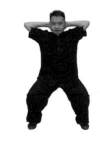

3 十指交叉相握屈膝屈髋下蹲成马步。

扫码看视频
学功法养生

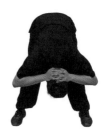

第二章　易筋经分步解析

035

4 直膝弯腰前俯,两肘内收抱头,呼气,头探胯下。

5 吸气,屈膝屈髋直腰成马步,两肘外展。

6 直膝弯腰前俯两肘内收抱头,呼气,头探胯下。

7 吸气,屈膝屈髋直腰成马步,两肘外展。

8 两掌从身体两侧放下,身体起立复原。

习练要领

1 打躬势是借助弯腰和击打动作来锻炼腰腿的方法。

2 两脚距离为三足之长。

3 掩耳之手掌心紧贴耳门。

4 手法与身法动作协调一致,呼吸自然。

5 弯腰身体前探时,脚跟不能离地,膝伸直。

养生要素

打躬势着重锻炼腰背、肩部、胸部的肌筋。

可作为青少年脊柱侧弯、项背筋膜炎、肾虚腰痛的传统导引方法。

第十二式　工尾势

工尾势,又称掉尾摆头势,是借助掉尾摆头而形成的腰臀功夫锻炼之法,是易筋经功法结束练功的一种方法。

动作描述

两脚并拢,身体正直,含胸拔背,收腹敛臀,髋膝微松。两臂自然下垂于身体两侧,五指并拢、微屈,中指贴近裤缝。

要求:心平气静,头如顶物,两目平视,口微张开,舌抵上颚,下颌微收。

分步练习

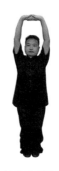

① 两手仰掌十指交叉,由胸前徐徐上举过头顶,旋腕翻掌上托,掌心朝天,两肘伸直,双目视掌,随掌上举而渐移;至头顶后掌心向上,中指相对,身立正直。

② 腰背后伸,仰头,上肢随势后上举,目视掌背。

③ 俯身向前,推掌至地。

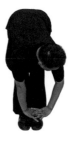

④ 吸气,腰背向左侧屈,头左转,眼观左臀部;呼气双掌推至地,头身转正。

⑤ 吸气,腰背向右侧屈,头右转,眼观右臀部;呼气双掌推至地,头身转正。

⑥ 吸气,腰部慢慢直起,手掌慢慢抬起;呼气,腰部慢慢弯下,推掌至地。

⑦ 重复第6步的动作。

⑧ 身体直立,两臂上举,十指交叉,两掌向上,髋膝屈松。

⑨ 接上式,身体直立,两臂上举,十指交叉,两掌向上,髋膝屈松。

10 吸气,髋膝伸直,身体向左扭转。

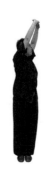

11 呼气,髋膝屈松,身体转正。

12 吸气,髋膝伸直,身体向右扭转。

13 呼气,髋膝屈松,身体转正。

14 吸气,髋膝伸直,身体向左扭转。

15 呼气,髋膝屈松,身体转正。

16 接上式两脚并拢,身体直立,两手自然放于身体两侧。

17 吸气,踮起脚跟。呼气,顿落足跟,翘起脚趾。

　　做8个节拍后,身体复原。

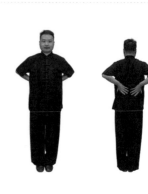

扫码看视频
学功法养生

易筋经
简化养生法

1 直立时上身保持正直，收腹挺胸。

2 腰部后仰不得小于 30 度。

3 身体的前弯、后伸、侧屈，扭转动作舒展。

4 呼吸与动作协调自然，意念集中。

养生要素

　　工尾势着重锻炼颈、背、腰、臀的肌筋。

　　可作为慢性疲劳综合征、肩关节周围炎以及腰背部等慢性病症的传统导引方法。可提高肩部扳法、腰部扳法、踩跷法等推拿手法技能。

收　式

恢复至预备式。

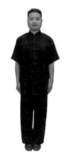

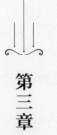

第三章

常见病防治

颈　痛

医说析疑

　　临床上，颈痛患者人群呈年轻化。20年以前颈痛患者主要是大于50岁的老年人。在如今的门诊患者中，25～35岁的大学生和白领人群也成为颈痛的"重灾区"，甚至7～13岁人群也有就诊的。什么原因导致颈痛的发病率逐年升高？为什么呈现出年轻化趋势？其中，电脑、手机等现代通信工具的广泛使用是重要原因。人们在任何时间和任何地点均可能低头忙碌，该姿势常使颈部的肌肉、韧带处于紧张状态。机体为了维持头部的姿势超负荷工作，导致肌肉疲劳损伤、粘连和关节退变，甚至导致神经损伤。很多年轻患者问："我这么年轻怎么会颈痛，可以完全治好吗？"他们应该清楚"病重在防而不在治"，任何事情我们都讲防患于未然，在生病以后，很多疾病是不可逆的，莫要使疾病的量变引起质变。

1　落枕

　　很多门诊急性颈痛的患者经常向医生诉说："昨天晚上睡觉前还没什么问题，早上起床后发现转头困难，而且脖子后面和肩部酸痛。"这可能是落枕。如果夜间睡眠姿势不良，导致头颈长时间处于过度偏转位置，可引发颈部肌肉扭伤痉挛。或由于睡眠时枕头过高、过低或过硬，导致头颈处于过伸或过屈状态，均可引起颈部肌肉紧张，引发颈椎小关节紊乱。另外，容易被忽略的原因还有风寒，尤其是空调的普及，给喜欢吹冷空调的人群带来了伤害，这些冷气可使颈背部气血凝滞，筋络痹阻，导致僵硬疼痛、动作不利。如果偶尔一次落枕，不必太过担心，但出现反复落枕，就要重视起来，这可能是颈椎病。某些颈部创伤也可导致肌肉保护性收缩以及关节扭挫，再逢睡眠时颈部姿势不良，气血壅滞，筋脉拘挛，也可导致本病。素有颈椎病等颈肩部筋伤，稍感风寒或睡姿不良，即可引发本病，甚至可反复"落枕"。

2　颈椎病

　　颈椎病是以退行性病理改变为基础的颈椎骨关节炎、颈神经根综合征和颈椎间盘脱出症等疾病的总称。主要由于颈椎长期劳损、骨质增生或颈椎间盘突出/脱出、韧带增厚等导致系列功能障碍的临床综合征。颈椎病的临床症状表现虽然复杂,但是主要还是以颈背疼痛、上肢无力或手指发麻、下肢乏力或行走困难、伴或不伴头晕、恶心、呕吐的症状为主,严重者可能会导致视物模糊、心动过速或吞咽困难等症状。一般来说,颈椎病的临床症状与其病变部位、组织受累程度呈明显的相关关系。很多人都听说过颈椎病,但不知道颈椎病的分类,这里简单介绍一下。

颈型颈椎病:颈型颈椎病(局部型颈椎病)是指头、肩、颈、臂等部位具有疼痛和相应压痛,虽然X线片上无椎间隙狭窄等退行性改变的情况,但是颈椎的生理曲线有一定的改变,椎间关节不稳,椎体有轻度骨质增生等。一些年轻人去门诊会告诉医生"体检的时候,发现自己颈椎正常的曲度变直了,还出现头、肩、颈、臂的疼痛或者酸痛",这在临床上常称为颈型颈椎病。因为颈椎正常的弧度像"C"一样,向前的弧度能够给神经、肌肉和关节更多的弹性空间,类似减震器一样吸收多余的压力。但是,现在很多人长时间的低头看手机,又缺乏运动,导致颈部肌肉的紧张、痉挛和疲劳损伤。肌肉主要附着在骨头上,这样,肌肉的损伤逐渐引起骨关节位置的变化。进而导致年轻人的颈椎曲度变直。颈椎曲度的变直会使颈椎的弹性减少,诱发关节和椎间盘退变增生,甚至压迫神经。

椎动脉型颈椎病:有猝倒发作史,伴有颈源性眩晕,颈椎扭曲试验阳性,X线片可显示出节段性或枢椎关节不稳,骨质增生,多伴有交感神经症状,通过椎动脉造影或数字减影椎动脉造影(DSA)可辅助诊断。很多年轻的患者告诉医生"我头晕,脖子酸痛,不知道什么原因",这很可能是颈源性眩晕。除心脑血管疾病外,椎动脉型颈椎病是眩晕的主要原因,常因颈部椎动脉痉挛引起脑部供血不足,可伴随视力模糊等症状。但目前很多年轻人没有骨质增生,那怎么会产生眩晕呢? 这是因为在人体颈椎骨旁边的深层肌群含有丰富的神经感受器,这些感受器使我们的大脑可感受和控制颈部的位置与运动等。长时间的低头和缺乏锻炼,常常导致颈部深层肌群的损伤,引起感受器和神经传导障碍。当大脑对人体位置的判断出现偏差后,常导致头晕和视力问题。由于人们在地铁中、公交车上、走路的时候常常看手机,导致颈部受到伤害。请注意,在运动的过程中看手机或者读书,可使颈部感受器紊乱,因为随着运动不断变化,感受器感受颈部的位置出现困难,进而不断地发出神经指令使颈部肌群拉紧头部保持稳定,这导致肌群容易疲劳和头晕。

神经根型颈椎病：该类型的主要临床表现为较典型的麻木、疼痛等根性症状，波及范围与颈脊神经所支配的组织区域一致，叩顶试验或臂丛牵拉试验呈阳性，影像学所见与临床表现符合，但是痛点封闭无明显疗效等。很多中年人和老年人会告诉医生"我脖子痛还有手麻"，这可能为神经根型颈椎病，在年轻人中比较少见。一般是由于颈部骨关节增生或者小关节位置异常，刺激或者压迫了往手臂上传导的神经，导致手指麻木、指尖感觉更敏感及皮肤感觉减退等。颈部慢性劳损是较常见的原因。慢性劳损是指超过机体最大限度的正常生理活动范围或局部组织正常所耐受最大时值，由于各种超限活动并与创伤、生活或工作中的意外有明显的区别，常被忽视。慢性劳损与颈椎病的发生、发展、治疗及预后密切相关，并与不良的睡眠体位、不适当的工作姿势或体育锻炼方式密切相关。不良睡眠体位一般是指因不良的睡眠体位持续的时间较长，使大脑在休息状态下不能及时调整，造成椎旁肌肉、韧带及颈椎相关关节的失衡，引发系列不良症状。不适当的工作姿势包括工作量不大、强度不高的工作，因为只要人们处于坐位，例如打字抄写、家务劳动、低头办公或刺绣等工作性质，则颈椎病的发病率就较高。不适当的体育锻炼或运动的强度如果超过了颈部耐量，例如以头部为支撑点的人体倒立等，可加重颈椎工作负荷，导致颈椎退变。

交感神经型颈椎病：临床表现有头晕、眼花、耳鸣、手麻、心动过速或心前区疼痛等系列症状，X线片显示颈椎失稳或退行性改变，但是椎动脉造影呈阴性。由于该类型的发病较少，因此常发生误诊。有部分患者的脖子在吹空调后，就会感觉胸闷、心慌甚至晕厥，但是到医院后检查心脏又没发现问题，反复几次后，即可诊断为交感神经型颈椎病。常经过颈部推拿及功法锻炼后，可明显缓解症状，很少再发作。有研究发现，有的年轻人出现了颈痛，伴有头痛或偏头痛和睡眠质量差，尤其是工作劳累后或者玩手机时间过长后更易发作，这很可能是交感神经型颈椎病，也可经过推拿和功法锻炼来明显改善。

脊髓型颈椎病：临床表现为颈脊髓损害的症状，例如步态不稳，伴有踩棉花感，并且X线片上显示椎体后缘骨质增生、椎管狭窄，MRI影像学有脊髓压迫的证据等。除了发育性颈椎椎管狭窄外，常表现为颈椎管的矢状径严重减小，并且影响着颈椎病的诊疗和预后评估。当骨赘增生明显，但是颈椎管矢状径较宽并且椎管内有较大代偿间隙时，临床上可能不会发病。如果骨赘增生致使颈椎管矢状径变窄,并加剧椎管内间隙的减小,可能会刺激相关神经或组织,导致颈椎病的发生,而患者的颈椎退变虽然不十分严重,但症状出现较早,且临床症状比较严重的现象。

防治方案

易筋经韦驮献杵第三势

练习者左脚向左平跨半步,两脚分开,与肩同宽,脚尖向前,髋膝放松,双脚踏实,身体保持好平衡;双手缓慢抬起,同时旋臂、翻掌、伸腕,举于头上两侧,掌心朝天,手指自然伸直,虎口自然分开,手指指尖尽量相对。两掌上托,高过头顶,肘微曲,仰头,目观掌背。随势两足跟缓缓提起,以足前掌着地以支撑身体重量,同时凝神调息。两掌逐渐变拳,旋动前臂,缓缓将两拳自上往下收至腰部,拳心向上。在收拳的同时,足跟随势缓缓下落,两拳至腰时,两足跟恰落至地。

九鬼拔马刀势

以足尖为支点,将两组跟向两侧分离,足尖相衔,两足形成八字形,膝直足平,同时两臂向前成交叉掌,交叉掌至于胸前(左掌在前,右掌在后),两腕部相靠,两掌背相对。向左右两侧运动两臂、划弧后,左臂划至胸前,肘关节微屈,掌心微向内凹,虎口朝上,掌根着实,蓄劲于五指。右臂划弧后顺势变成勾手,放置于身后。

右臂逐渐划弧、上举过头,右手掌至头部右侧时,屈肘俯掌下按,使左手手掌心贴于背部中央,同时身体稍微前倾,头略俯,左上肢松肩、屈肘,同时勾手化掌,使左掌心贴于背部,左右两手的中指相接。

随后,右掌上移抱项部。随着呼气,右肘逐渐内收,手掌下按颈部,颈背逐渐左转,低头,眼视左脚的脚后跟,同时手项争力。随后,逐渐吸气,右肘外展,同时做开胸动作,抬头,眼视右上方,保持手颈争力的状态。最后,两上肢伸直,逐渐与肩向平,随后放松落下,身体复原。右侧动作练习方法同左侧,左右动作对称。

锻炼强度:每日 1 次,每次 30 分钟,每周练习 5 天,12 周为一个疗程。

习练秘诀

颈型颈椎病的防治可以结合易筋经韦驮献杵第三势和九鬼拔马刀势进行综合练习,神经根型颈椎病的防治可以侧重九鬼拔马刀势的练习,其他类型的颈椎病在练习时要保持节奏缓慢适宜,以锻炼后无头晕、乏力、站立不稳为宜。

易筋经属于绿色安全有效的预防、治疗颈椎病的方法,选择韦驮献杵第三势、九鬼拔马刀势等适宜的动作练习,可以行气活血、祛风散寒除湿、调补肝肾,增强体质,去除项痹疼痛。

易筋经讲究气、意、力的有机结合,以便达到疏通经络、调和气血、扶正祛邪的作用,通过扶助正气、强筋健骨,有效防治颈肩痹痛疾患。例如,当练习易筋经的抬头后仰动作时,能使颈、项、肩、背等部位的肌肉、韧带等软组织由紧张、痉挛状态得到放松和牵伸,增强斜方肌、斜角肌及肩胛提肌等肌群的力量,长期锻炼能使颈椎的生理曲度得到良性调整,使颈椎的旋转和屈曲功能得到康复,改善项韧带、黄韧带等组织的柔韧性,缓解颈椎病人群的不适症状。现代研究发现练习易筋经的"九鬼拔马刀"能改善神经根型颈椎病患者的血流水平,有效促进相应锻炼部位的肌肉、肌腱、韧带等软组织的血液循环,使其柔韧性和灵活性增强,调整颈椎生理弧度,缓解相关组织对神经纤维的卡压,调节交感神经的兴奋性和微循环,缓解局部肌肉的紧张,增强颈部肌肉韧带力量和颈椎关节的稳定性,有效提高机体的免疫力,延缓神经根型颈椎病的进展,提高临床治愈率和减少患者的复发率。

注意事项

易筋经锻炼可有效缓解颈性颈椎病、神经根型颈椎病等患者的临床不适症状,增强颈椎病患者的体质,适合在颈椎病的预防、治疗和康复中合理运用或者指导患者进行居家练习。

但是,当出现头晕、乏力、站立不稳时,要考虑是不是颈椎病的情况比较严重,或者动作练习错误、运动量过大等问题,可以根据具体情况分析与处理。

背　痛

胸椎小关节紊乱和背部肌肉劳损是背痛患者来就医的常见原因,主要表现为背部酸痛。有些患者不仅表现为背部酸痛,还告诉医生他有"胸闷、呼吸困难,翻身背部疼痛",但是心内科和呼吸科检查都没问题,这可能是小关节紊乱。有的患者说很久没有运动了,就上周打了一次羽毛球后就开始背痛;还有的患者说自己就是在搬大箱子的时候,突然感觉背部响了一下,就扭着不能动了。这些情况可能都是急性的胸椎小关节紊乱引起的。还有一种常见的情况,就是坐的时间长了,逐渐出现背痛和胸闷。久坐或者长时间忙碌,例如看手机和电脑,或靠着沙发沉迷在电视剧里面,都可导致背部肌肉软组织长时间超负荷工作,引起背部肌肉软组织疲劳,导致背部两侧肌肉的痉挛,促使胸椎小关节周围的压力不平衡,引起胸椎小关节紊乱。

防治方案

避免背部向后靠并长时间看电视、用手机或者看电脑。尽量用双手交替持手机或者拿重物。要避免单肩背包或者挎包,最好使用斜挎包或者双肩包,以保持背部两侧肌肉和组织的平衡。

易筋经运动法套路动作

整个套路动作,或者反复练习**预备式、韦驮献杵第三势、九鬼拔马刀势**三个动作,每天 2 次,每个动作锻炼 3 分钟。

也可配合**易筋拉肩法、肩部易筋画圆法和脊柱易筋旋转法**。

锻炼强度:每天 2 次,每次每个动作锻炼 20 遍,或者每次单一动作锻炼 10 分钟。

易筋拉肩法:两手臂要伸直在一条直线上,拉伸的过程中应该有肩部被拉开的感觉,微微放松,再次拉伸。在旋转的过程中,头部保持正前方。

肩部易筋画圆法:肩部画圆的过程中,肘关节靠近头部时应向同侧耳朵靠拢。在画圆的过程中,要保持背部向外伸展和双肩画圆同步运动。

易筋脊柱旋转法:旋转的过程中颈、腰运动为主。要尽量减少骨盆及下肢的旋转,当旋转到最大位置时,可看到脚后跟,然后保持5秒钟。

注意事项

在开始锻炼时,每个动作从小幅度的运动开始,缓慢地增加运动幅度,锻炼总量可以根据自身情况进行增减。在锻炼的过程中,会出现背部微微酸痛,这属于正常反应。在锻炼后,未出现背部酸痛,或者背部轻松被拉开的感觉,说明锻炼强度需要进一步增加。

腰　　痛

医说析疑

大部分人的一生某个阶段都体验过腰痛的滋味,而其中很多人更是被腰痛折磨了半辈子。现在,让医生更为担心的是腰痛的年轻化趋势非常明显。腰痛常见于腰肌劳损、急性腰扭伤、腰椎骨质增生、腰椎间盘突出症和女性产后腰痛等疾病。

腰肌劳损:腰肌劳损是由于腰部的组织细胞得不到充足的营养,而使腰肌功能有所下降。大多数腰肌劳损的患者在发病前有急性腰扭伤的病史,后因治疗不当使腰痛反复发作,最终导致或并发腰肌劳损。也有一部分腰肌劳损的患者没有腰扭伤的病史,而是由于长期从事弯腰劳动或者长期的坐姿、睡姿不当,使得腰肌长期处于紧张状态而导致腰肌劳损。腰肌劳损的临床特点是劳累时加重,休息时缓解。如果再次增加活动量,腰痛又会加重。腰肌劳损的腰痛范围比较广泛,但无明显的压痛。如果捶击此类患者的腰部,非但不会加重其疼痛,反而会使其腰部感觉到舒服。

急性腰扭伤:医生在门诊经常会遇到急性腰痛的患者,腰部活动受限,不能挺直,在俯、仰、扭转时均感困难,并且咳嗽、喷嚏、大小便时可加剧疼痛,严重者不能行走。有些患者是因弯腰搬重物引起,有的患者告诉医生:"打了个喷嚏,腰就扭伤了。"这种扭伤是因为腰部肌肉软组织因突然外力作用,牵拉过度而引起急性撕裂伤,常伴随肌肉的附着点、骨膜、筋膜和韧带等组织撕裂,导致腰椎小关节位置异常,引发的疼痛会非常剧烈。有些患者经常发作急性腰扭伤,这需要特别重视,因为临床上有的患者早晨打了个喷嚏就开始腰痛并伴有下肢疼痛麻木,去医院检查就被诊断为"腰椎间盘突出症"造成的神经损伤。偶尔的急性腰扭伤得不到及时治疗就逐渐会造成肌肉、韧带、关节的慢性炎症,造成反复的腰痛。

腰椎骨质增生:人体的衰老是不可逆转的,随着年龄的增长腰椎会出现退行性改变。绝大部分60岁以上的正常人在拍片时均可发现腰椎骨刺形成,椎间隙狭窄等退变现象。临床上也有40岁左右甚至30岁左右的患者,出现腰椎骨质增生。很多患者在看到自己腰椎有骨质增生时都觉得不可思议。要知道,除了年龄因素外,久坐、不正确的坐姿或者高负荷工作可使腰椎的受力不均,在压力大的骨骼位置下,压力反复刺激,机体为了缓冲压力就会增加受力面积,导致骨质增生。请注意,很多正常人体检时也会发现自己有腰椎骨质增生,但没有任何不舒服的症状,这种情况的腰椎骨质增生不算病。当增生影响到了肌肉软组织、关节的活动或者刺激到神经时,可导致腰部软组织酸痛、胀痛、僵硬与疲乏感,使弯腰受限,在久坐、劳累后或晨起时疼痛明显,在适当活动或休息后减轻。

腰椎间盘突出症:腰椎间盘突出和腰椎间盘突出症是完全不同的,门诊常有些患者拿着腰椎的磁共振检查报告问医生:"报告显示我腰椎间盘突出了,该怎么办?"临床上说的"腰椎间盘突出症"指的是腰椎间盘突出压迫神经引起的一系列临床症状,包括腰痛、下肢麻木疼痛、下肢肌肉萎缩,有时候咳嗽时疼痛会从腰部传到下肢等。没有临床症状的"腰椎间盘突出"只是代表腰椎间盘已经退变,发病风险很高,很可能某一天弯腰搬重物、用力咳嗽、久坐等突然压迫神经,形成腰椎间盘突出症。当病变累积腰椎邻近的神经根,将引起相应的神经根受压,出现局部疼痛、发僵、神经痛和麻木等症状。人在成年之后,椎间盘逐渐缺乏血液循环,修复能力变差,长时间久坐或在偶尔搬运重物而平时又缺乏运动锻炼时,腰椎间盘的退变会加速。腰椎间盘突出是一条不归路,突出后很难修复。随着年龄的增长,椎间盘会因退变缩水,可能使突出物减小。临床上,腰椎间盘突出症常会反复发作,严重影响生活质量,因此最好的办法就是预防。

第三腰椎横突综合征:这是腰痛或腰腿痛患者常见问题,多发于年轻人。大部分患者告诉医生:"腰侧面疼痛,弯腰时更明显,疼痛位置固定。"患者会误认为是腰肌劳损,但经过热敷及按摩腰正中位置,症状未见明显缓解。当仔细检查后,会发现第三腰椎旁边有个肌肉结节点,由于这个结节点而引发疼痛。疼痛常在久坐、久站或早晨起床以后加重,严重者还可沿大腿向下放射疼痛,痛至膝以上,极少数病痛可延伸至小腿外侧。第三腰椎横突特别长,且水平位伸出,附近有血管、神经束经过,较多的肌筋膜附着。在正位上,第三腰椎处于腰椎生理前凸弧度的顶点,是承受力传递的重要部位,因此,此处易受外力的影响,易损伤而引起该处附着的肌肉撕裂、出血、瘢痕、粘连或筋膜增厚挛缩,使血管神经束受到摩擦、刺激和压迫,进而产生临床症状。

产后腰痛:在已生育女性中,这种情况比较普遍。很多患者可能认为是在生孩子的过程中引起的,会问医生:"我剖宫产怎么还会腰痛?"其实,产后腰痛和剖宫产或顺产并无直接联系。在怀孕过程中,内分泌系统不断调整机体,使骨盆韧带逐渐松弛下来,使腰骶部关节活动度增加。这虽然有利于孩子的出生,但也增加了腰痛的概率。同时,在怀孕过程中,孩子的成长使腹部不断的膨隆,因此,腰背部肌肉需更大负荷来维持平衡。此外,产后照料孩子又要经常弯腰,又缺乏锻炼,导致腰背部的肌肉疲劳损伤,易发生腰痛。

防治方案

避免背部向后靠并长时间地看电视、用手机,或者看电脑。尽量用双手交替持手机或者拿重物。避免弯腰做家务、搬重物。避免将腰部直接暴露于寒冷潮湿的地方。

易筋经运动法套路动作

整个套路动作,或者反复练习**预备式**、**韦驮献杵第三势**、**九鬼拔马刀势**、**青龙探爪势**等动作,每天 2 次,每个动作锻炼 3 分钟。

也可配合**脊柱易筋伸展法**。

锻炼强度:套路动作每天2次,脊柱易筋伸展法30～100遍。

习练秘诀

脊柱易筋伸展法:在侧屈伸展过程中,要以腰的运动为主,减少骨盆及下肢的侧屈运动,使侧屈到最大角度时,再稍微侧屈到极点,维持10秒。

注意事项

在开始锻炼时,每个动作要从小幅度的运动开始,并缓慢增加运动幅度。此外,锻炼总量要根据自身情况,逐渐进行增减。

在锻炼的过程中会出现腰部微微酸痛,这属于正常情况。如果锻炼后未出现腰部酸痛,或者腰部能轻松地被拉开,一般说明锻炼强度要进一步增加。

脊柱侧弯

医说析疑

脊柱侧弯好发于青少年,使孩子的身高、背部的轮廓和体型都受到影响,甚至出现长期背痛。正常脊柱从后面看应是一条直线,并没有左右凸凹。简单的检查可采用"弯腰试验",即让患儿脱上衣,双足立于平地上,立正位,然后双手掌对合,置双手到双膝之间,逐渐弯腰,家长坐于小孩正前或正后方,双目平视来观察孩子的双侧背部是否等高,如果发现不等高,表明存在侧弯,应及时到医院就诊。

孩子在生长发育期的坐姿不当是脊柱侧弯的重要原因。早期发现主要靠父母、老师和校医,要经常监督孩子的学习姿势。早期多为功能性改变,即非结构性的侧弯,脊柱比较柔软易矫正。但是,由于很多孩子脊柱侧弯发现比较晚,疾病已有相当一段时间,没有及时发现和治疗,到发育过程的晚期则形成结构性侧弯,就会使治疗比较困难。早发现、早治疗是关键,可以防止畸形愈发严重。父母和老师应多监督孩子,使其能保持良好的坐姿,同时多参加各种体育锻炼,增强孩子脊柱周围肌群的力量、柔韧性和协调性,为脊柱的健康发育提供良好的环境。

中学生每天面对沉重的书包、高低不适的课桌、学习压力的加大,并且依赖使用电脑、手机学习和娱乐,反而锻炼减少,因此,在发育过程中,由于身体姿势不良,出现脊柱的侧弯。脊柱侧弯不仅影响脊柱的功能和美观,甚至会带来更严重的疾病,如肥胖、近视眼、高血压、心脏病等。此外,不良脊柱姿势不仅会影响孩子的身心健康与学习能力,而且会影响社交活动能力,易导致自卑或自闭等心理问题,或者引发头晕、头痛、腰椎间盘突出、颈肩腰部僵硬或疼痛,导致平衡能力变差,在运动中更易受伤,在学习中出现注意力不容易集中、记忆力下降等。

易筋经运动疗法能够促进脊柱部位的血液循环,保证脊柱部位获得更多的营养物质。通过纠正不良姿势,增强背、腹、腰肌肉力量,加强脊柱稳定性,矫正脊柱曲度变化、骨盆前倾等异常,来改善脊柱受力异常。易筋经运动疗法还可强化脊柱的整体运动能力,在进行屈曲、伸展、旋转等运动时,可使多裂肌协同收缩,使腰部的多裂肌变发达,增强脊柱节段间的稳定性。在多裂肌和腹横肌的共同作用下,可增强脊椎的紧张性和脊柱的稳定性。易筋经运动疗法还可使脊柱的旋转扭曲增加,通过提拉拔伸来增添气力,达到内外兼修的目的,可有效改善腰椎间盘突出源性、急性下腰痛患者的功能障碍,缓解腰痛症状。

防治方案

避免背部向后靠并长时间地看电视、用手机,或者看电脑。尽量用双手交替持手机或者拿重物。避免弯腰做家务、搬重物。纠正不良的坐姿,尤其是孩子不能歪歪扭扭地做作业、玩电脑、看手机和看电视等。要避免书包太重,尽量不单肩背包等。

易筋经运动法套路动作

习练整个套路动作,或者反复练习**预备式,韦驮献杵第一、二、三势,倒拽九牛尾势,九鬼拔马刀势,打躬势,青龙探爪势**等动作,每天 2 次,每个动作锻炼 3 分钟,每周可以锻炼 3 次。建议前两周每次锻炼时间为 25 分钟左右,进行过 2 周的锻炼后,如果无其他不适,可适当增加到每次 45 分钟。建议运动时心率控制在每分钟 130～140 次。

习练秘诀

易筋拉肩法:两手臂要伸直在一条直线上,在拉伸的过程中,应有肩部被拉开的感觉,然后微微放松,再次拉伸,旋转的过程中头部保持正前方。

肩部易筋画圆法:在肩部画圆的过程中,使肘关节靠近头部时,应向同侧耳朵靠拢,在画圆的过程中,应保持背部向外伸展和双肩画圆时进行同步运动。

脊柱易筋伸展法:在侧屈伸展过程中,要以腰的运动为主,减少骨盆及下肢的侧屈运动,在侧屈到最大角度时,再稍微侧屈到极点,维持 10 秒。

注意事项

在开始锻炼时,每个动作要从小幅度的运动开始,并缓慢增加运动幅度,锻炼总量可根据自身情况合理增减。

在锻炼的过程中,把脊柱拉伸到最大位置时,可停顿 10 秒钟,当出现脊柱周围酸痛时,可以通过热敷来缓解,这是正常现象。

肩　　痛

医说析疑

肩痛在 50 岁左右的人群中较多见,称肩关节周围炎,俗称"五十肩"。随着手机和电脑的普及,以及空调冷气的侵入,发病率逐年增高。肩痛患者会告诉医生"肩痛,抬不起来,也没法向后伸胳膊,向上抬胳膊,不能梳头和提裤子,受凉后疼痛加重"等。女性的肩痛发病率略高于男性。肩痛的主要病理变化是肩关节囊、周围韧带、肌腱和滑囊发生了慢性特异性炎症。肩周炎在发病的早期治疗效果好,没有肌肉粘连,活动无明显受限,主要为疼痛。但是,由于早期一般得不到应有的重视,就会逐渐加重,导致肩上举或者后伸困难,甚至没法穿衣等。等到影响生活了,才会就医治疗,效果就比较差。

还有个别患者肩关节周围的肌肉会萎缩，这样就导致肩上举和后伸出现困难，并且晚上肩痛会更重，影响睡眠质量。所以，如果发现自己可能得了肩周炎，还是早点到医院就诊比较好。

肩部疼痛发生的常见因素包括年龄、姿势、过劳等。本病多发生于40岁以上中老年人群中，软组织退行病变，对各种外力的承受能力减弱，长期过度活动，姿势不良，上肢创伤后肩部固定过久，肩周组织继发萎缩、粘连，肩部急性挫伤、牵拉伤后因治疗不当等都能导致本病。此外，颈椎病、心、肺、胆道疾病发生的肩部牵涉痛，因原发病长期不愈使肩部肌肉持续性痉挛、缺血而形成炎性病灶，也会转变为真正的肩关节周围炎。主要表现可总结为以下几个方面。

肩部疼痛：起初肩部呈阵发性疼痛，多数为慢性发作，以后疼痛逐渐加剧或钝痛，或刀割样痛，且呈持续性，气候变化或劳累后常使疼痛加重，疼痛可向颈项及上肢（特别是肘部）扩散，当肩部偶然受到碰撞或牵拉时，常可引起撕裂样剧痛。肩痛昼轻夜重为本病一大特点，若因受寒而致痛者，则对气候变化特别敏感。

肩关节活动受限：肩关节向各方向活动均可受限，以外展、上举、内旋外旋更为明显。随着病情进展，由于长期废用引起关节囊及肩周软组织的粘连，肌力逐渐下降，加上喙肱韧带固定于缩短的内旋位等因素，使肩关节各方向的主动和被动活动均受限，特别是梳头、穿衣、洗脸、叉腰等动作均难以完成。严重时肘关节功能也会受影响，屈肘时手不能摸到同侧肩部，尤其在手臂后伸时不能完成屈肘动作。

怕冷：患者肩怕冷，不少患者终年用棉垫包肩，即使在暑天，肩部也不敢吹风。

压痛：多数患者在肩关节周围可触到明显的压痛点，压痛点多在肱二头肌长头肌腱沟处、肩峰下滑囊、喙突、冈上肌附着点等处。

肌肉痉挛与萎缩：三角肌、冈上肌等肩周围肌肉早期可出现痉挛，后期可发生失用性肌萎缩，出现肩峰突起，上举不便，后伸不能等典型症状，此时疼痛症状反而减轻。

防治方案

避免背部向后靠并长时间地看电视、用手机，或者看电脑。尽量用双手交替持手机或者拿重物。避免肩部直接暴露在寒冷潮湿的地方。避免长时间单肩背包,或者在单侧肩长时间拉紧的状态下使用手机及电脑等。

易筋经运动法套路动作

习练整个套路动作,或者反复练习**预备式,韦驮献杵第一、二、三势,倒拽九牛尾势,九鬼拔马刀势,打躬势**等动作,每天 2 次,每个动作锻炼 3 分钟。

也可配合**阴阳易筋拉肩法、肩部易筋画圆法**。锻炼强度:每天 2 次,每次每个动作锻炼 30 遍,或者每次单一动作锻炼 10 分钟。

习练秘诀

阴阳易筋拉肩法:两手臂要伸直在一条直线上,拉伸的过程中应该有肩部被拉开的感觉,然后微微放松再次拉伸,旋转的过程中头部保持正前方。

肩部易筋画圆法:肩部画圆的过程中,肘关节靠近头部时应向同侧耳朵靠拢,画圆的过程中保持背部向外伸展和双肩画圆时同步运动。

注意事项

在开始锻炼时,每个动作要从小幅度的运动开始,并缓慢增加运动幅度。此外,锻炼总量要根据自身情况,逐渐进行增减。

锻炼的过程中会出现肩部酸痛,可以热敷缓解,属于正常现象,有利于放松肩部肌肉和松解肌肉粘连。如果肌肉能轻松地被拉开,一般说明锻炼强度要进一步增加。

易筋经简化养生法

膝 痛

医说析疑

膝关节是全身最复杂的关节,也是主要承重关节。25 岁左右是人体发育的鼎盛时期,膝关节软骨非常厚,有很好的弹性,能够适应关节负重,就像汽车的减震缓冲一样,使人体在运动中减少损伤。随着年龄的增长,关节软骨开始变薄,韧带松弛,关节稳定性下降,同时由于各种原因膝关节积累的慢性损伤越来越重,肥胖超重也会使膝关节负担成倍加重,加上很多人锻炼减少,膝关节周围肌群力量和神经敏感性减弱,膝关节疼痛的发生也就成为偶然中的必然。就像需要经常保养车一样,膝关节也需要保养。

膝关节炎: 是一种以退行性病理改变为基础的疾患。多发生于中老年人群,其症状多表现为膝盖红肿痛、上下楼梯痛、坐起立行时膝部酸痛不适等。也有患者表现为膝关节肿胀、弹响、积液等,若不及时治疗,则会引起关节畸形,废用。在膝关节部位还常患有膝关节滑膜炎、韧带损伤、半月板损伤、膝关节游离体、腘窝囊肿、髌骨软化、鹅足滑囊炎、膝内/外翻等关节疾病。

另外,体重过重、不正确的走路姿势、长时间下蹲、膝关节的受凉受寒也是导致膝关节炎的原因。早期主要表现为膝关节不舒服,有摩擦音,偶有疼痛,很多患者到门诊就医时已经表现为走路疼痛困难,特别是上下楼梯时疼痛加重,有的患者膝关节已经畸形。

膝关节半月板损伤: 属于膝部常见的损伤。临床上多见于青壮年,主要是男性患者,表现为膝关节疼痛,走路时常有弹响声,屈伸困难,上下楼、下蹲、跑、跳时疼痛更明显,大部分患者膝关节都会有扭伤史,比如打篮球、踢足球、下楼梯台阶摔倒等。半月板属于软骨,在膝关节屈伸过程中,半月板可以变形保持膝关节几何形态的协调,从而维持膝关节运动协调,有利于吸收各种力的震荡而减少膝关节损伤,同时半月板可以将关节液体均匀的涂布于关节表面,减少关节的摩擦。很多患者会问医生:"半月板损伤了,可以完全康复吗?"这也是临床医生遇到的难题,因为半月板血液供应非常差,损伤后的半月板基本上很难恢复至正常。

防治方案

避免将膝关节直接暴露于寒冷潮湿的环境。运动前先热身活动膝关节,避免运动扭伤。避免下蹲时间过长。当膝关节不舒服时,要减少爬山及上下楼梯。

习练整个套路动作,或者反复练习**预备式**、**韦驮献杵第三势**、**三盘落地势**、**青龙探爪势**等动作,每天 2 次,每个动作锻炼 3 分钟。

也可配合**足底易筋画圆法**、**易筋站桩法**。锻炼强度:足底阴阳转化法每天 2 次,每次锻炼 20 遍;易筋站桩法每天 1 次,每次锻炼 10 分钟。

习练秘诀

足底易筋画圆法:足底画圆的过程中,膝关节属于被动运动,是以脚的运动为主带动膝关节运动;画圆的过程中,主要是下肢的运动,身体的重心运动幅度要小。

易筋站桩法:膝关节可以从小角度屈曲开始,适应后逐渐增加屈曲角度,两脚紧贴地面;主要承受力的部位在脚,膝关节应该放松。

注意事项

在膝关节疼痛急性期,红热肿胀时应减少或避免锻炼。在开始锻炼时,每个动作要从小幅度的运动开始,并缓慢增加运动幅度。此外,锻炼总量要根据自身情况,逐渐进行增减。

锻炼的过程中如果出现膝关节轻微的酸痛,属于正常现象,可以热敷缓解。如果锻炼后未出现腰部酸痛,或者腰部能轻松地被拉开,一般说明锻炼强度要进一步增加。

在锻炼时,需要仔细体会足底和膝关节的运动,目的是增加膝关节周围肌群的力量和协调性,增加膝关节周围神经感觉的敏感性。

踝关节扭伤后遗症

医说析疑

踝关节是人体承重最多、距地面最近的负重关节,也就是说踝关节是全身负重最多的关节。由于踝关节的稳定性对于日常的活动和体育运动的正常进行起着十分重要的作用,因此,踝关节如果出现疼痛、活动受限等异常情况,就会导致人体的自我保护异常,常常造成患侧受力减小,对侧受力增加,出现对侧代偿患侧的受力情况,易引起对侧踝关节、膝关节和髋关节的劳损。

踝关节扭伤后遗症:踝关节扭伤在临床上比较常见,是最高发的运动损伤。经常因为打篮球、羽毛球、网球和其他剧烈运动等引起,扭伤后常常出现踝关节的疼痛肿胀,轻度内翻和有脱位感,以及踝关节周围的压痛。当患者在尝试行走或足外翻时,疼痛会加剧。发生踝关节扭伤后,应立即到医院就诊。在就诊前,如有条件可按"RICE"原则进行处理,"RICE"原则包括"rest"休息(就是免除负重)、"ice"冰敷、"compression"加压包扎和"elevation"抬高患肢。在踝关节扭伤后,常常留有后遗症,会出现因韧带松弛而导致踝关节不稳,出现反复扭伤,阴雨天踝关节疼痛不适,以及关节活动受限等。

防治方案

在运动前应先热身活动踝关节;应避免踝关节直接暴露在寒冷潮湿的地方。

易筋经运动法套路动作

习练整个套路动作,或者反复练习**预备式、韦驮献杵第三势、青龙探爪势**等动作,每天 2 次,每个动作锻炼 3 分钟。

也可配合**足底易筋画圆法**。锻炼强度:每天 2 次,每次锻炼 30 遍。

习练秘诀

足底易筋画圆法:足底画圆的过程中,是以脚的运动为主带动身体运动,身体的重心运动幅度要小,仔细体会脚底画圆的过程。

踝关节疼痛急性期,红热肿胀时禁止锻炼。在开始锻炼时,每个动作要从小幅度的运动开始,并缓慢增加运动幅度。此外,锻炼总量要根据自身情况,逐渐进行增减。

锻炼的过程中如果出现踝关节轻微的酸痛,属于正常现象,可以热敷缓解。

如果锻炼后未出现腰部酸痛,或者腰部能轻松地被拉开,一般说明锻炼强度要进一步增加。

锻炼时需要仔细体会足底和踝关节的运动,目的是增加踝关节的运动幅度,增加踝关节周围神经感觉的敏感性。

痛　风

医说析疑

该病主要见于中年男性。很多人对痛风不甚了解,认为自己是得了退行性骨关节疾病,在反复治疗后,才得以明确是痛风。该病是由于自身代谢紊乱,尿酸的合成增加,或者排出减少,进而造成的高尿酸血症。当血尿酸浓度过高时,尿酸即以钠盐的形式沉积在关节、软组织和软骨中,引起组织的炎性反应,受累关节及周围组织常出现红、肿、热、痛和功能限制。在初始时,该病常发生在单一关节,但是随着病程的发展,经常可累及多个关节,表现为多关节炎。痛风的发作频率、严重程度和饮食有明显的关系,例如喝啤酒就可以加重病情。

防治方案

需要低热量饮食,限制自己的体重,因为体重指数和高尿酸血症呈正相关。要低嘌呤饮食,低盐低脂饮食,同时增加蔬菜水果的摄入。尽量减少尿酸的摄入,同时尽力增加尿酸的排出。禁止饮酒,特别是啤酒,因为啤酒本身含有大量的嘌呤,很容易诱发痛风的急性发作。

易筋经运动法套路动作

习练整个套路动作,或者反复练习**预备式、韦驮献杵第三势、九鬼拔马刀势、出爪亮翅势、青龙探爪势、打躬势**等动作,每天 2 次,每个动作锻炼 3 分钟。

也可配合**易筋丹田呼吸法、易筋经运动法套路**。锻炼强度:易筋丹田呼吸法每天 5 次,每次锻炼 3 分钟;易筋经运动法套路每天锻炼 2 次,每次 5 分钟以上。

习练秘诀

易筋丹田呼吸法:肚脐内收,运用肚脐下方腹式呼吸,安静的状态下会感觉到小腹前方及相对的腰部命门位置协同运动。

易筋经运动法套路:重点是脚要扎成弹性根,每一个架势需要肌肉和关节的阴阳调节。

注意事项

在开始锻炼时,每个动作要从小幅度的运动开始,并缓慢增加运动幅度。此外,锻炼总量要根据自身情况,逐渐进行增减。

在锻炼的过程中会出现腰部微微酸痛,这属于正常情况。如果锻炼后未出现腰部酸痛,或者腰部能轻松地被拉开,一般说明锻炼强度要进一步增加。但是,在痛风急性发作期,应该以休息为主,或者进行少量的内功锻炼,以锻炼后不发生疼痛和其他不适为宜。

骨质疏松

医说析疑

骨质疏松常见于老年人,很多患者并不知道自己有骨质疏松,经常因为颈部、背部或者腰部疼痛来门诊就医。检查后,患者才发现患骨质疏松。骨质疏松是多种原因引起的一组骨病。骨质疏松常以腰背疼痛、身长缩短、驼背、易于骨折为特征。腰背疼痛可沿脊柱向两侧扩散，仰卧或平卧时疼痛减轻，在直立时做后伸，或久立、久坐后，疼痛加剧，弯腰、咳嗽、大便用力时也会加重。由于脊椎椎体前部负重量大，尤其是第 11、12 胸椎及第 3 腰椎，负荷量更大，更容易压缩变形使脊椎前倾，导致驼背，因此，随着年龄增长和骨质疏松的加重，驼背曲度也会加大。骨折也是退行性骨质疏松症最常见和最严重的并发症之一。

很多患者会问医生："我天天吃钙片和维生素 D，怎么还骨质疏松？"因为很多人走进了误区，认为骨质疏松只要补钙就可以了。如果真是这样的话，为什么宇航员走进太空以后会容易出现骨质疏松呢？这是因为太空中的重力减少，骨骼上没有力的挤压，钙很难被吸收到骨骼上。因此，钙片和维生素 D 等药物只是治疗骨质疏松的基础，还要配合运动锻炼才行。

防治方案

避免久坐、久卧，应多吃含钙的食品，并多晒太阳。避免背部向后靠并长时间地看电视、用手机，或者看电脑。避免弯腰做家务、搬重物。避免将腰部直接暴露于寒冷潮湿的地方。

易筋经运动法套路动作

习练整个套路动作，或者反复练习**预备式、韦驮献杵第三势、九鬼拔马刀势、青龙探爪势**等动作，每天 2 次，每个动作锻炼 3 分钟。

也可配合**足底易筋画圆法、易筋站桩法**及**易筋经运动法套路**。锻炼强度：足底易筋画圆法每天 2 次，每次锻炼 30 遍；易筋站桩法每天锻炼 1 次，每次 15 分钟；易筋经运动法套路每天锻炼 1 次，5 分钟以上。

习练秘诀

足底易筋画圆法：足底画圆的过程中，是以脚的运动为主带动身体运动，身体的重心运动幅度要小。

易筋站桩法：膝关节可以从小角度屈曲开始，适应后逐渐增加屈曲角度，两脚紧贴地面；头部力量向上而尾骨力量向下，同时牵引脊柱，肚脐内收,运用肚脐下方腹式丹田呼吸。

易筋经运动法套路:需要锻炼脑的反应能力,腹式丹田呼吸,脚要扎成弹性根、脊柱自我牵引,肌肉阴阳调节,用力正确保护膝。

跌　倒

医说析疑

很多人都知道老年人最怕跌倒,因为他们的骨骼比较脆弱,缺乏弹性,在跌倒后,常导致骨折、软组织损伤和心理创伤等严重后果。同时,受伤后需要长时间的卧床休息,这又会引起一系列的呼吸系统和心脑血管系统的疾病,严重影响老年人的身心健康,增加家庭和社会的负担。

跌倒的原因包括内在原因和外在原因。内在原因主要取决于人体姿势的稳定性,即取决于感觉器官、神经系统和骨骼肌肉系统功能的协调性。任何一个系统的功能损害均可降低机体的稳定性,进而导致跌倒。同时,视觉、听觉、触觉、前庭功能和本体感觉等功能也是维持人体平衡的重要因素。凡能影响这些功能的刺激,均可能使平衡功能减退,引发跌倒。外在原因是老年人的各种功能衰退,对于环境因素的变化不像年轻人那样灵敏,不能做出及时和有效的反应。

防治方案

避免久坐、久卧、久行。避免行走或行动过快。避免背部向后靠并长时间看电视、用手机,或者使用电脑。避免将腰部或者膝关节等部位直接暴露于寒冷潮湿的地方。

易筋经运动法套路动作

习练整个套路动作,或者反复练习**预备式、韦驮献杵第三势、倒拽九牛尾势**等动作,每天 2 次,每个动作锻炼 3 分钟。注意锻炼脑的反应能力,可通过腹式丹田呼吸,使脚扎成弹性根。通过脊柱自我牵引,使肌肉的阴阳调节,要保证膝关节用力正确,达到锻炼和保护膝关节的效果。

也可配合**足底易筋画圆法、易筋站桩法**及**易筋经运动法套路**。锻炼强度:足底易筋画圆法每天 2 次,每次锻炼 30 遍;易筋站桩法每天锻炼 1 次,每次 15 分钟;易筋经运动法套路每天锻炼 1 次,5 分钟以上。

习练秘诀

足底易筋画圆法:足底画圆的过程中,是以脚的运动为主带动身体运动,身体的重心运动幅度要小。

易筋站桩法:膝关节可以从小角度屈曲开始,适应后逐渐增加屈曲角度,两脚紧贴地面;头部力量向上而尾骨力量向下,同时牵引脊柱,肚脐内收,运用肚脐下方腹式丹田呼吸。

易筋经运动法套路:需要缓慢,内心平静地去练套路动作,注意每个架势的阴阳转换,促使肌肉关节的膨胀然后放松自然地转换。

在开始锻炼时,每个动作要从小幅度的运动开始,并缓慢增加运动幅度。此外,锻炼总量要根据自身情况,逐渐进行增减。

在锻炼的过程中会出现腰部微微酸痛,这属于正常情况。如果锻炼后未出现腰部酸痛,或者腰部能轻松地被拉开,一般说明锻炼强度要进一步增加。

脂 肪 肝

医说析疑

现在的"懒人"越来越多,久坐、大吃大喝也是常态,几乎没有运动锻炼的时间,甚至走路时间都较少,以至于脂肪肝的发病越来越多,并且越来越年轻化。脂肪肝患者多在体检时偶然发现异常。脂肪肝是指由于多种原因引起的肝细胞内脂肪堆积过多,临床表现多样。轻度脂肪肝多无临床症状,仅有疲乏感,并且多数脂肪肝患者的体形较胖。中、重度脂肪肝有类似慢性肝炎的表现,可有食欲不振、疲倦乏力、恶心、呕吐,甚至出现肝区或右上腹隐痛等。此外,脂肪肝患者也常有舌炎、口角炎、皮肤瘀斑、四肢麻木或感觉异常等末梢神经炎的改变。少数患者可有消化道出血、牙龈出血和鼻出血等。重度脂肪肝患者可有腹腔积液和下肢水肿、电解质紊乱,如低钠、低钾血症等。脂肪性肝病正严重威胁我国人民的健康,成为隐蔽性肝硬化的常见原因之一。

防治方案

避免久坐、久卧。应多运动,保持低糖、低脂肪饮食,多吃蔬菜和水果。避免将身体直接暴露于寒冷潮湿的环境,并且着衣单薄,吃生冷黏腻的食物过多。

易筋经运动法套路动作

习练整个套路动作,或者反复练习**预备式、韦驮献杵第三势、摘星换斗势、九鬼拔马刀势、青龙探爪势、三盘落地势**等动作,每天 2 次,每个动作锻炼 3 分钟。

也可配合**易筋丹田呼吸法、腰肾易筋纳气法、易筋站桩法**。锻炼强度:易筋丹田呼吸法每天 2 次,每次锻炼 10 分钟;腰肾易筋纳气法,每天 2 次,每次 20 遍;易筋站桩法每天 1 次,每次 15 分钟。

易筋丹田呼吸法：肚脐内收,运用肚脐下方腹式呼吸,安静的状态下会感觉到小腹前方及相对的腰部命门位置协同运动,腹部肝区会随着腹式呼吸而起伏。

腰肾易筋纳气法：腰向前上方画圆,手指绷紧,意在指尖拉伸腰部,腰部及两侧肋骨有拉开的感觉。

易筋站桩法：头部力量向上而骨盆力量向下,同时牵引脊柱,肚脐内收,运用肚脐下方腹式丹田呼吸,仔细体会腹式呼吸对肝脏区域的按摩作用。

注意事项

在开始锻炼时,每个动作要从小幅度的运动开始,并缓慢增加运动幅度。此外,锻炼总量要根据自身情况,逐渐进行增减。

在锻炼的过程中会出现腰部微微酸痛,这属于正常情况。如果锻炼后未出现腰部酸痛,或者腰部能轻松地被拉开,一般说明锻炼强度要进一步增加。

锻炼的过程中精神需要放松,同时体会每个动作的要点,不能意念总是集中在肝脏区域。

肾　虚

医说析疑

肾虚一般是指肾脏精气、阴阳不足的情况。肾虚的种类有很多,最常见的是肾阴虚和肾阳虚。肾阳虚的症状主要是腰酸、四肢发冷、畏寒,甚至水肿,为"寒"的症状,也会导致性功能不好。肾阴虚的症状为"热",主要有腰酸、燥热、盗汗、虚汗、头晕和耳鸣等。现代科学研究发现,当人发生肾阴虚或者肾阳虚时,都会导致人的免疫能力降低。有研究认为,在肾虚的状态下,肾脏的免疫能力降低,微循环系统发生阻塞,导致肾络不通。肾虚的主要原因还有先天不足。因为先天之精不足,或者后天房事过劳,或少年频繁手淫,都会导致人体元气耗损。另外,精神因素的影响,例如思虑忧郁,损伤心脾等各种神志活动过多时,久之也可导致肾虚。久病及肾也是原因之一,若其他器官长期处于病变状况,很可能牵连肾脏,造成肾虚。另外,老年人由于年老体衰,也易形成肾虚。

防治方案

房事应该适当控制,精神应经常放松调节,不要过于紧张或焦虑。避免将腰部、膝关节和腹部直接暴露于寒冷潮湿的地方。

易筋经运动法套路动作

习练整个套路动作,或者反复练习**预备式、韦驮献杵第三势、打躬势、掉尾势**等动作,每天 2 次,每个动作锻炼 3 分钟。

也可配合**易筋丹田呼吸法、腰肾易筋纳气法、易筋站桩法**。锻炼强度:易筋丹田呼吸法每天 2 次,每次锻炼 10 分钟;腰肾易筋纳气法,每天锻炼 2 次,每次 20 遍;易筋站桩法每天锻炼 1 次,每次 15 分钟。

习练秘诀

易筋丹田呼吸法:肚脐内收,运用肚脐下方腹式呼吸,安静的状态下会感觉到小腹前方及相对的腰部命门位置协同运动。

腰肾易筋纳气法:腰向前上方画圆,手指绷紧,意在指尖拉伸腰部,腰部及两侧肋骨有拉开的感觉。

易筋站桩法:头部力量向上而尾骨力量向下,同时牵引脊柱,肚脐内收,运用肚脐下方腹式丹田呼吸,腰背部不能紧张也不能无力。

注意事项

在开始锻炼时,每个动作要从小幅度的运动开始,并缓慢增加运动幅度。此外,锻炼总量要根据自身情况,逐渐进行增减。

在锻炼的过程中会出现腰部微微酸痛,这属于正常情况。如果锻炼后未出现腰部酸痛，或者腰部能轻松地被拉开，一般说明锻炼强度要进一步增加。

锻炼的过程中精神需要放松，同时体会每个动作的要点，特别是腹式呼吸中腰肾的运动。

胃肠功能紊乱

医说析疑

随着现代生活节奏的加快，很多人养成了"早上不用餐""中午用快餐"和"晚上吃大餐"的不良饮食习惯。常伴有情绪紧张、焦虑、烦恼等精神和情绪因素，久而久之，就会影响胃肠功能的正常活动，导致胃肠道功能障碍。胃肠道功能紊乱是一组胃肠综合征的总称，而饮食不规律和精神因素为本病发生的主要诱因。临床表现以胃肠道症状为主，主要表现为反酸、嗳气、厌食、恶心、呕吐、剑突下灼热感、食后饱胀、上腹不适或疼痛，每遇情绪变化就会加重症状。该病还是胃肠道最常见的功能性疾病，常以肠道症状为主，常有腹痛、腹胀、肠鸣、腹泻和便秘，在左下腹痛时，可扪及条索状肿物。腹痛常因进食或食冷饮而加重，在排便、排气或灌肠后减轻。腹痛常伴有腹胀、排便不畅感，或排便次数增加，粪便或稀或干等症状。

防治方案

避免长时间看电视、用手机，或者使用电脑，应该多运动。

饮食要规律，早晨吃好、中午吃饱、晚上吃少，避免久坐。

易筋经运动法套路动作

习练整个套路动作，或者反复练习**预备式、韦驮献杵第三势、倒拽九牛尾势、九鬼拔马刀势**等动作，每天 2 次，每个动作锻炼 3 分钟。

也可配合**易筋丹田呼吸法、腰肾易筋纳气法、易筋站桩法**。锻炼强度：

易筋丹田呼吸法每天2次,每次锻炼10分钟;腰肾易筋纳气法,每天锻炼2次,每次20遍;易筋站桩法每天锻炼1次,每次15分钟。

习练秘诀

易筋丹田呼吸法:肚脐内收,运用肚脐下方腹式呼吸,安静的状态下会感觉到小腹前方及相对的腰部命门位置协同运动。

腰肾易筋纳气法:腰向前上方画圆,手指绷紧,意在指尖拉伸腰部,腰部及两侧肋骨有拉开的感觉。

易筋站桩法:头部力量向上而尾骨力量向下,同时牵引脊柱,肚脐内收,运用肚脐下方腹式丹田呼吸。

注意事项

在开始锻炼时,每个动作要从小幅度的运动开始,并缓慢增加运动幅度。此外,锻炼总量要根据自身情况,逐渐进行增减。

在锻炼的过程中会出现腰部微微酸痛,这属于正常情况。同时,在锻炼的过程中,精神要放松,体会每个动作的要点,运用肚脐下方腹式呼吸。

心脑血管疾病

医说析疑

心脑血管疾病一般指心脏血管和脑血管疾病的统称,泛指由于高脂血症、血液黏稠、动脉粥样硬化和高血压等导致心脏、大脑及全身组织发生的缺血性或出血性疾病。心脑血管疾病是一种严重威胁人类健康,特别是50岁以上中老年人健康的常见病,有高患病率、高致残率和高病死率的特点。即使应用目前最先进、最完善的治疗手段,仍有50%以上的心脑血管意外幸存者不能完全生活自理。全世界每年死于心脑血管疾病的人数高达1500万人,心脑血管疾病已经居各种疾病死因的首位,要引起足够的重视。

心脑血管疾病的主要原因是血管壁平滑肌细胞的非正常代谢。在一定周期内，正常血管组织和人体的其他组织都会完成新陈代谢的过程。但由于新的细胞组织不能正常形成，导致血管壁出现"缺陷"，因此更容易产生炎症，使血管收缩不畅。这就像是一条破烂不堪的旧管道，随时都会出现阻塞或破裂。血管也是血液流通的重要通道，是受神经系统支配的，当神经系统不正常时，也会导致供血紊乱。再者，由于长时间的不良饮食习惯，导致饮食中的脂类过多和醇类过多，堆积在机体血管系统内。缺乏合理的运动，无法促进脂类醇类的代谢，也是导致体内脂类醇类物质逐渐增多的原因。此外，随着年龄的增长，人体分泌抗氧化物酶（例如超氧化物歧化酶 SOD）生物性能减低，导致体内自由基水平过高，引发血脂中的低密度脂蛋白、胆固醇在氧化后沉积在血管壁上，久之则使毛细血管产生堵塞。随着时间的推移，脂类醇类物质也容易和体内游离的矿物质离子结合，最终形成血栓并导致心脑血管疾病。

防治方案

避免背部向后靠并长时间看电视、用手机，或者使用电脑。戒烟、少饮酒，调整饮食结构，少吃油腻的食物，应多吃蔬菜、水果及富含纤维的食物。减少久坐，持之以恒地运动锻炼。

易筋经运动法套路动作

习练整个套路动作，或者反复练习**预备式**、**韦驮献杵第三势**、**九鬼拔马刀势**、**青龙探爪势**、**掉尾势**等动作，每天 2 次，每个动作锻炼 3 分钟。

也可配合**易筋丹田呼吸法**、**腰肾易筋纳气法**、**足底易筋画圆法**、**易筋站桩法**。锻炼强度：易筋丹田呼吸法每天锻炼 2 次，每次 10 分钟；腰肾易筋纳气法，每天锻炼 2 次，每次 20 遍；足底易筋画圆法每天锻炼 2 次，每次 30 遍；易筋站桩法每天锻炼 1 次，每次 15 分钟。

习练秘诀

易筋丹田呼吸法：肚脐内收，运用肚脐下方腹式呼吸，安静的状态下会感觉到小腹前方及相对的腰部命门位置协同运动。

腰肾易筋纳气法：腰向前上方画圆，手指绷紧，意在指尖拉伸腰部，腰部及两侧肋骨有拉开的感觉。

足底易筋画圆法：足底画圆的过程中，是以脚的运动为主带动身体运动，身体的重心运动幅度要小。

易筋站桩法：头部力量向上而尾骨力量向下，同时牵引脊柱，肚脐内收，运用肚脐下方腹式丹田呼吸。

注意事项

在开始锻炼时，每个动作要从小幅度的运动开始，并缓慢增加运动幅度。此外，锻炼总量要根据自身情况，逐渐进行增减。在锻炼的过程中会出现腰部微微酸痛，这属于正常情况。

脑 卒 中

医说析疑

脑卒中的常见预兆如下：头晕，特别是突然感到眩晕；肢体麻木，例如突然感到一侧面部，或手脚麻木，有的表现为舌麻、唇麻；说话障碍，暂时性吐字不清或讲话不灵；运动能力障碍，肢体无力或活动不灵；异常头痛，与平时不同的头痛；昏厥，不明原因突然跌倒或晕倒，或短暂意识丧失或个性和智力的突然变化；乏力，全身明显乏力，肢体软弱无力；恶心呕吐或血压波动；整天昏昏欲睡，处于嗜睡状态；一侧或某一侧肢体不自主地抽动；视物模糊，双眼突感一时看不清眼前出现的事物。

脑卒中又称中风、脑血管意外，是一种急性脑血管疾病。常由于脑部血管突然破裂，或因血管阻塞，导致血液不能流入大脑，引起脑组织损伤的一组疾病，常包括缺血性和出血性卒中。研究发现，脑卒中已成为我国第一位死亡原因，也是中国成年人残疾的首要原因，具有发病率高、死亡率高和致残率高的特点。由于长期以来都缺乏有效的治疗手段，因此目前最好的措施仍旧是预防卒中的发生，其中高血压是导致脑卒中的重要可控危险因素。因此，选择降压治疗，对预防卒中发病和复发尤为重要。加强全民对脑卒中危险因素及先兆症状的教育,加强锻炼,才能真正防止脑卒中的发生。

防治方案

戒烟、少酒,调整饮食结构,少吃油腻、脂肪含量高的食物,多吃蔬菜、水果及富含纤维的食物。减少久坐,持之以恒地运动锻炼。

易筋经运动法套路动作

习练整个套路动作,或者反复练习**预备式,韦驮献杵第一、二、三势,九鬼拔马刀势,倒拽九牛尾势,三盘落地势**等动作,每天 2 次,每个动作锻炼 3 分钟。

也可配合**易筋丹田呼吸法、腰肾易筋纳气法、足底易筋画圆法、易筋站桩法**。锻炼强度:易筋丹田呼吸法每天锻炼 2 次,每次锻炼 10 分钟;腰肾易筋纳气法,每天锻炼 2 次,每次 20 遍;足底易筋画圆法每天锻炼 2 次,每次锻炼 30 遍;易筋站桩法每天锻炼 1 次,每次 15 分钟。

习练秘诀

易筋丹田呼吸法:肚脐内收,运用肚脐下方腹式呼吸,安静的状态下会感觉到小腹前方及相对的腰部命门位置协同运动。

腰肾易筋纳气法:腰向前上方画圆,手指绷紧,意在指尖拉伸腰部,腰部及两侧肋骨有拉开的感觉。

足底易筋画圆法:足底画圆的过程中,是以脚的运动为主带动身体运动,身体的重心运动幅度要小。

易筋站桩法:头部力量向上而尾骨力量向下,同时牵引脊柱,肚脐内收,运用肚脐下方腹式丹田呼吸。

注意事项

在开始锻炼时,每个动作要从小幅度的运动开始,并缓慢增加运动幅度。此外,锻炼总量要根据自身情况,逐渐进行增减。在锻炼的过程中会出现腰部微微酸痛,这属于正常情况。

癌　症

目前,癌症的发病率逐渐升高,离我们也越来越近,无论是年轻人还是老年人,都会被癌症波及。癌症就是所谓的恶性肿瘤,其病因尚未得到完全明确。有研究发现,环境与行为对人类恶性肿瘤的发生、发展有重要影响。据估计,约80%的恶性肿瘤与环境因素有关,特别要注意空气、水和食物的污染,将伤害降到最低。

肿瘤是机体在各种致瘤因素的作用下,导致局部组织细胞失去正常调控,出现异常增生与分化,形成肿瘤。肿瘤一旦形成,就不会停止生长,并且生长不受机体的正常生理调节,不断破坏正常组织与器官。与良性肿瘤相比,恶性肿瘤的生长速度快,呈浸润性生长,更易发生出血、坏死和溃疡等,也常有向远处转移,最终造成人体消瘦、无力、贫血、食欲不振和发热,甚至导致严重的脏器功能受损和死亡。国际抗癌联盟认为,1/3 的癌症是可以预防的,1/3 的癌症通过早期诊断是可以治愈的,1/3 的癌症可以减轻痛苦并延长生命。

防治方案

避免置身于化学刺激和各种辐射环境。避免久坐、久卧,应多运动。合理饮食,宜低糖、低脂饮食,应多吃蔬菜、水果。加强锻炼,规律作息。

易筋经运动法套路动作

习练整个套路动作,或者反复练习**预备式、韦驮献杵第三势、九鬼拔马刀势、青龙探爪势**等动作,每天 2 次,每个动作锻炼 3 分钟。

也可配合**易筋丹田呼吸法、腰肾易筋纳气法、易筋站桩法、易筋经运动法套路**。锻炼强度:易筋丹田呼吸法每天锻炼 2 次,每次锻炼 10 分钟;腰肾易筋纳气法,每天锻炼 2 次,每次 20 遍;易筋站桩法每天锻炼 1 次,每次 15 分钟;易筋经运动法套路,每天锻炼 2 次,每次 8 分钟。

习练秘诀

易筋丹田呼吸法：肚脐内收，运用肚脐下方腹式呼吸，安静的状态下会感觉到小腹前方及相对的腰部命门位置协同运动。

腰肾易筋纳气法：腰向前上方画圆，手指绷紧，意在指尖拉伸腰部，腰部及两侧肋骨有拉开的感觉。

易筋站桩法：头部力量向上而骨盆力量向下，同时牵引脊柱，肚脐内收，运用肚脐下方腹式丹田呼吸，仔细体会腹式呼吸对腹部脏器的按摩作用。

易筋经运动法套路：需要缓慢，内心平静地去练套路动作，注意每个架势的阴阳转换，促使肌肉关节的膨胀然后放松自然地转换。

注意事项

在开始锻炼时，每个动作要从小幅度的运动开始，并缓慢增加运动幅度。此外，锻炼总量要根据自身情况，逐渐进行增减。

锻炼的过程中精神需要放松，同时体会每个动作的要点，注意架势的连贯自然协调。在锻炼时会出现腰部微微酸痛，休息后缓解，这属于正常情况。